手足耳

健体祛病大全书

李志刚 主编

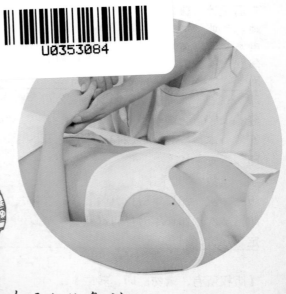

新疆人民出版总社
新疆人民卫生出版社

图书在版编目（CIP）数据

手足耳健体祛病大全书/李志刚主编. ——乌鲁木齐：
新疆人民卫生出版社,2015.5

ISBN 978-7-5372-6119-7

Ⅰ.①手… Ⅱ.①李… Ⅲ.①手－按摩疗法（中医）
②耳－按摩疗法（中医）③足－按摩疗法（中医）Ⅳ.
①R244.1

中国版本图书馆CIP数据核字(2015)第048910号

手足耳健体祛病大全书
SHOUZUER JIANTI QUBING DAQUAN SHU

出版发行	新疆人民出版总社 新疆人民卫生出版社
策划编辑	江　娜　林辉时
责任编辑	郝　亮
版式设计	谢丹丹
封面设计	曹　莹
地　　址	新疆乌鲁木齐市龙泉街196号
电　　话	0991-2824446
邮　　编	830004
网　　址	http://www.xjpsp.com
印　　刷	深圳市彩美印刷有限公司
经　　销	全国新华书店
开　　本	173毫米×243毫米　16开
印　　张	12
字　　数	200千字
版　　次	2015年5月第1版
印　　次	2015年5月第1次印刷
定　　价	24.80元

说到手足耳，大家都会非常的熟悉，这是我们身体器官不可缺少的三部位。平常我们哪里不舒服、或是疲劳了、压力大了，人们往往都会自己按一按手指、揉一揉脚、捏一捏耳朵，有的还会做一下足底按摩或是足浴理疗等等。但人们在应用手足耳上的反射区进行按摩治病养生时最犯难的是，反射区太多记不住，总希望能有一本可随时随地方便查阅的书。市面上也有许多手足耳反射区的挂图，但一般较大，而且要挂在墙上，不方便随时随地学习。

手足耳按摩的第一步就是要找准反射区，但我们在根据骨骼图取穴时不仅麻烦而且操作时还容易出错，又担心图与真人的差异导致取穴不够准确。本书是在真人图上标点取穴，解决了取穴难的这一问题。

全书介绍了手足耳三个部位的按摩区域、穴位或点，读者可以根据彩色大图随时查阅，对症操作，在日常生活应用中会非常的方便。本书还详细介绍了养生保健和常见疾病的手足耳按摩方法，并且配有详细的定位和操作的文字、图片，使按摩的选穴配穴起到化繁为简的效果，即使您对按摩一知半解，也能一看就懂、边看边操作，给您和家人一个健康的体魄。

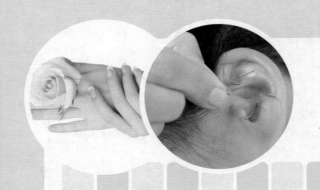

{ 目录 Contents }

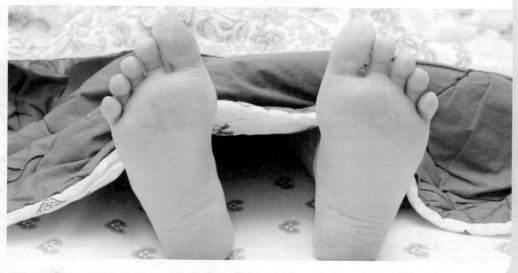

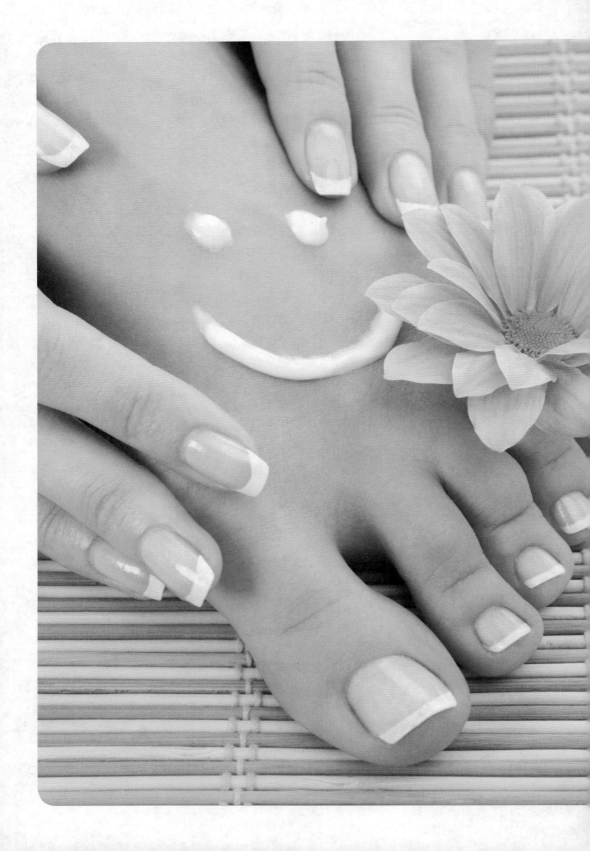

第一章
手、足、耳反射区按摩图解

人体所有的器官在手、足、耳都有着各自的"投影区"。通过对手、足、耳的观察，我们就可以得知相应脏腑的健康状况，这源于中医的望诊理论，早在《黄帝内经》中就有记载。脏器的功能状态可在手部、足部、耳部的反射区反映出来，我们可以通过手、足、耳的"显示器"功能来判断自己和家人的身体状况。

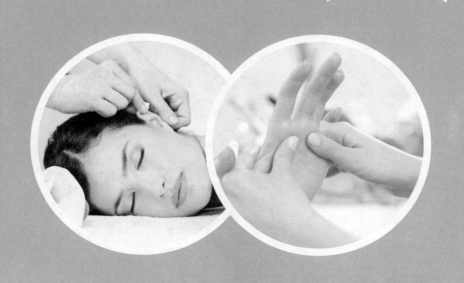

{ 手部反射区图 }

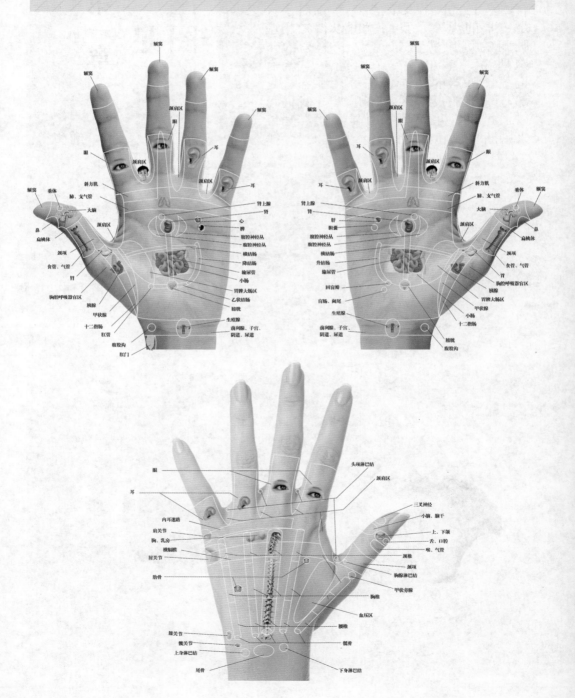

｛ 足部反射区图 ｝

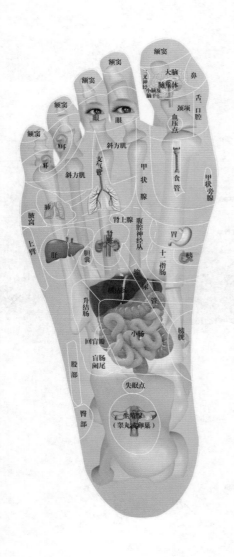
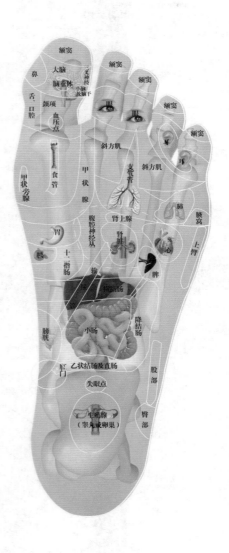

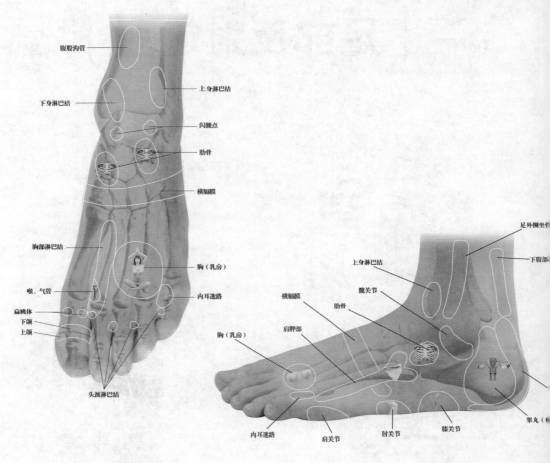

腹股沟管

上身淋巴结

下身淋巴结

闪腰点

肋骨

横膈膜

胸部淋巴结

胸(乳房)

喉、气管

内耳迷路

扁桃体

下颌

上颌

头颈淋巴结

足外侧坐骨

下腹部

上身淋巴结

髋关节

横膈膜

肋骨

肩胛部

胸(乳房)

内耳迷路

肩关节

肘关节

膝关节

睾丸

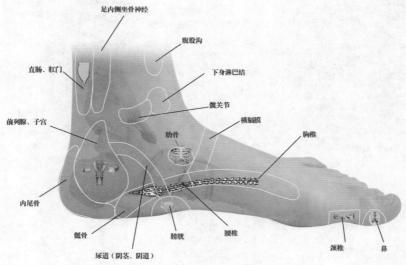

足内侧坐骨神经

腹股沟

直肠、肛门

下身淋巴结

髋关节

前列腺、子宫

肋骨

横膈膜

胸椎

内尾骨

骶骨

膀胱

腰椎

颈椎

鼻

尿道(阴茎、阴道)

{ 耳部反射区图 }

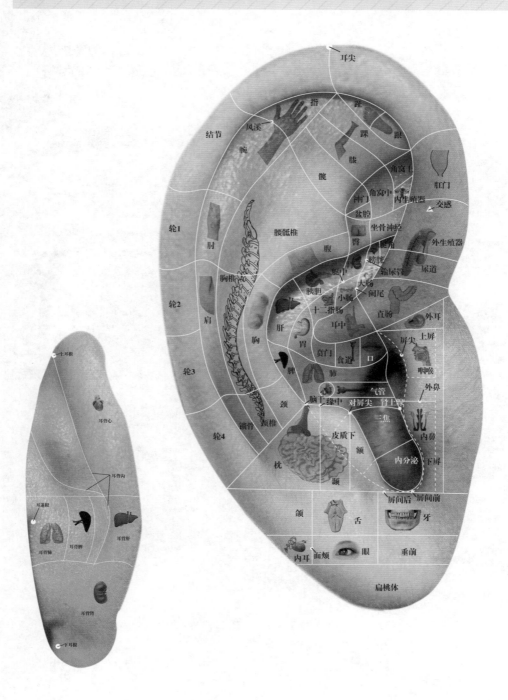

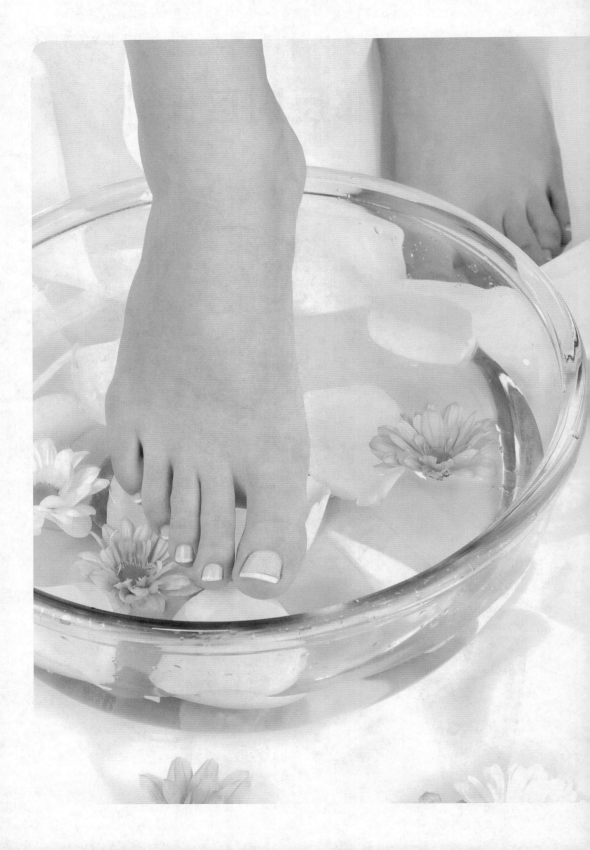

中医养生学提倡春夏养阳，秋冬养阴，这是顺应阴阳气化的养生之法。但是，生活和工作的压力往往使得人们无暇顾及更多的养生之道，而是超负荷地让身体不停地运转着，只有当负重超出身心所能承受的限度，身体毫不犹豫地提出"抗议"时，我们可能才会关注自身的健康。这时候，按摩手足耳上的反射区、反射点和穴位，就可以起到滋养脏腑、养生保健的功效。尤其是女性平时经常按摩这些部位则可以让人恢复旺盛的精力，起到美体养颜，远离亚健康的作用。

第二章

日常保健手足耳按摩图解

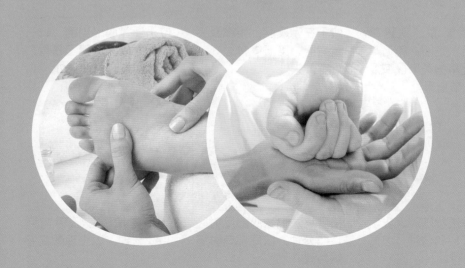

脏腑养生

保养心肺

| 排毒祛邪，润肺养心 |

心脏和肺腑是人体的重要器官，前者负责为血液循环提供动力，后者主呼吸。心肺功能失调者主要表现为心动过快或过缓，并且伴有胸闷、心悸、气短等症状。平时要注意锻炼和加强心肺功能，以免累及其他脏腑功能。

手部反射区

特效反射区包括肺、支气管反射区，心脏反射区，劳宫穴。

1 第一步按这里
▼
肺、支气管反射区

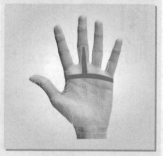

位于双手掌面，横跨第二、第三、第四、第五掌骨，靠近掌指关节区域及中指第三节指骨。

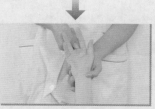

采用指按法按压肺、支气管反射区1～2分钟，以局部酸痛为宜。

2 第二步按这里
▼
心脏反射区

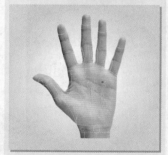

位于左手尺侧，手掌及手背第四、第五掌骨之间，近掌骨头处。

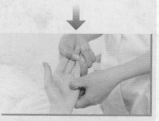

采用掐法掐按心脏反射区1～2分钟，以局部有酸痛感为宜。

3 第三步按这里
▼
劳宫穴

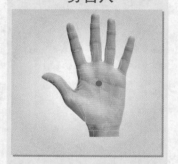

位于手掌心，当第二、三掌骨之间偏于第三掌骨，握拳屈指时中指尖处。

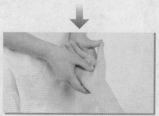

采用指按法按压劳宫穴1～2分钟，以出现酸痛感为宜。

脏腑养生

保养心肺反射区解析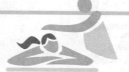

　　肺、支气管反射区可散风活络、止咳化痰；心脏反射区可理气止痛、强心通脉；劳宫穴可清心安神；肺反射区可养肺护咽；神门反射区可舒筋通络；涌泉穴有清心、安神、镇静的作用。配伍治病，疗效更佳。

耳部反射区

特效反射区包括心反射区、肺反射区、神门反射区。

1 第一步按这里 ▼ 心反射区	**2** 第二步按这里 ▼ 肺反射区	**3** 第三步按这里 ▼ 神门反射区
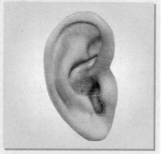	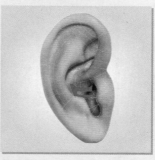	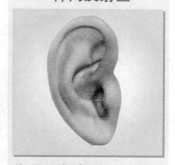
位于耳甲腔正中凹陷处，即耳甲15区。	位于心、气管区周围处，即耳甲14区。	位于三角窝后1/3的上部，即三角窝4区。
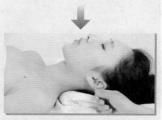	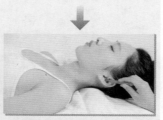	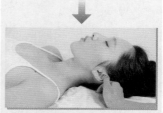
采用切按法切压心反射区1~2分钟，以按摩部位发红或有酸胀感为宜。	采用切按法切压肺反射区1~2分钟，以按摩部位发红或有酸胀感为宜。	采用捏揉法揉动神门反射区1~2分钟，以按摩部位发红或有酸胀感为宜。

脏腑养生

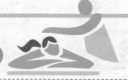

对症食疗方

秋梨膏

材料：雪梨1个，红枣10枚，莲藕半节，生姜、冰糖、蜂蜜各适量

制作：①将雪梨、红枣去核洗净，莲藕、生姜去皮洗净，一同放入锅中，捣烂取汁。②将锅置于火上，加热熬成膏状，下适量冰糖、蜂蜜即可。

功效：本品可生津润燥。

足部反射区

特效反射区包括肺及支气管反射区、心反射区、涌泉穴。

1 第一步按这里 ▼ 肺及支气管反射区

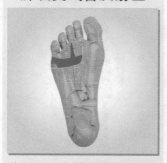

位于双足斜方肌反射区的近心端，自甲状腺反射区向外到肩反射区处约一横指宽的带状区。

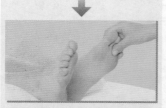

采用拇指指腹按压法按压肺及支气管反射区2～5分钟，以局部酸痛为宜。

2 第二步按这里 ▼ 心反射区

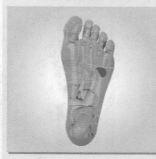

位于左足足底第四跖骨与第五跖骨前段之间，在肺反射区后方。

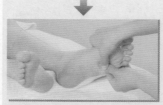

采用拇指指腹按压法按压心反射区2～5分钟，以局部酸痛为宜。

3 第三步按这里 ▼ 涌泉穴

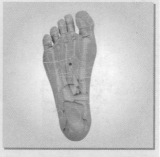

位于足底部蜷足时足前部凹陷处，约当足底二、三趾趾缝纹头端与足跟连线的前1/3与后2/3交点上。

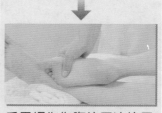

采用拇指指腹按压法按压涌泉穴2～5分钟，以出现酸痛感为宜。

补脾养胃 | 养好脾胃吃饭香 |

脏腑养生

脾胃虚弱，泛指脾气虚、脾阳虚、脾不统血、胃阳虚、胃气虚、胃阴虚及脾胃虚寒等中医征候。其中脾气虚是脾胃虚弱的基本类型，脾气虚证是指脾气不足，失其健运所表现的征候。多因饮食不节、劳累过度、久病耗伤脾气所致。

手部反射区 |

特效反射区包括胃脾大肠区反射区、腹腔神经丛反射区、肝反射区。另外，再加上胆囊反射区（见020页）效果更佳。

1 第一步按这里	**2** 第二步按这里	**3** 第三步按这里
▼ **胃脾大肠区反射区**	▼ **腹腔神经丛反射区**	▼ **肝反射区**

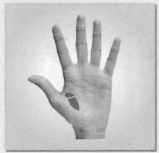

位于手掌面，第一、第二掌骨之间的椭圆形区域。

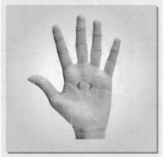

位于双手掌掌心第二、第三掌骨及第三、第四掌骨之间，肾反射区的两侧。

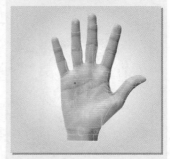

位于右手的掌面，第四、第五掌骨体之间近掌骨头处。

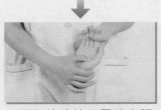

采用指按法按压胃脾大肠区反射区1~2分钟，以局部酸痛为宜。

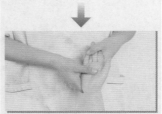

采用指揉法按揉腹腔神经丛反射区1~2分钟，以局部酸痛为宜。

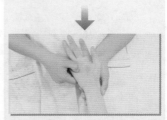

采用掐法掐按肝反射区1~2分钟，以局部有酸痛感为宜。

脏腑养生

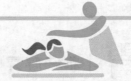

补脾养胃反射区解析

　　胃脾大肠区反射区可健脾利湿、散寒止痛；腹腔神经丛反射区可调经统血、健脾回阳；肝反射区清热利湿；胃反射区可和胃降逆；脾反射区可健脾化湿、理气解痉；大肠反射区可消食通便、调理气血；胰腺反射区可生发胃气、燥化脾湿；十二指肠反射区可和胃行水、理气止痛。配伍治病，疗效更佳。

耳部反射区

特效反射区包括胃反射区、脾反射区、大肠反射区。

1 第一步按这里 ▼ 胃反射区	**2** 第二步按这里 ▼ 脾反射区	**3** 第三步按这里 ▼ 大肠反射区
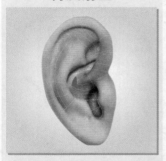	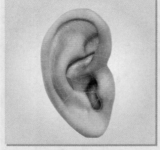	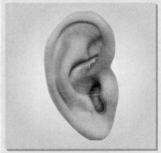
位于耳轮脚消失处，即耳甲4区。	位于BD线下方，耳甲腔的后上部，即耳甲13区。	位于耳轮脚及部分耳轮与AB线之间的前1/3处，即耳甲7区。
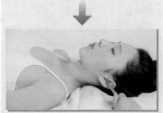	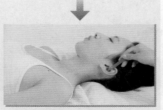	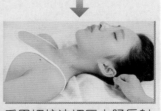
采用切按法切压胃反射区1～2分钟，以按摩部位发红或有酸胀感为宜。	采用搓摩法搓摩脾反射区1～2分钟，以按摩部位发红或有酸胀感为宜。	采用切按法切压大肠反射区1～2分钟，以按摩部位发红或有酸胀感为宜。

脏腑养生

对症食疗方

虫草百合鸭肉汤

材料：冬虫夏草3克，百合25克，鸭肉100克，盐适量

制作：①将各材料洗净，鸭肉切块放入锅中。②将锅置于火上，武火煮沸后，再改用文火将鸭肉炖30分钟。③然后加入冬虫夏草、百合炖20分钟。

功效：滋养肺胃、健脾利湿。

足部反射区

特效反射区包括胃反射区、胰腺反射区、十二指肠反射区。另外，再加上乙状结肠及直肠反射区（见174页）效果更佳。

1 第一步按这里 ▼ 胃反射区	**2** 第二步按这里 ▼ 胰腺反射区	**3** 第三步按这里 ▼ 十二指肠反射区
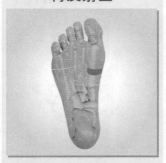	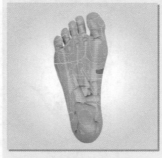	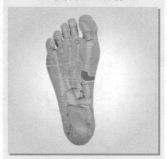
位于双足足底第一跖骨中部，甲状腺反射区下约一横指宽。	位于双足足底第一跖骨体中下段胃反射区与十二指肠反射区之间靠内侧。	位于双足足底第一跖骨底处，胰腺反射区的后外方。
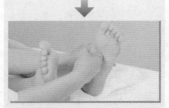	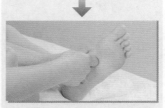	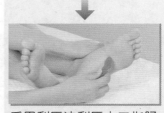
采用单食指叩拳法顶压胃反射区2～5分钟，以局部酸痛为宜。	采用单食指叩拳法顶压胰腺反射区2～5分钟，以局部酸痛为宜。	采用刮压法刮压十二指肠反射区2～5分钟，以局部酸痛为宜。

脏腑养生

疏肝解郁 | 消除抑郁，完美心情 |

　　肝有疏泄的功能，喜升发舒畅，如因恼怒伤肝，或因其他原因影响气机升发和疏泄，就会引起肝郁的病症。其表现主要有两胁胀满或窜痛，胸闷不舒，且胁痛常随情绪变化而增减。平时要注意调整情绪和心理，使体内之气能够正常地宣泄。

手部反射区

特效反射区包括肝反射区、胰腺反射区、胆囊反射区。另外，再加上胃脾大肠区反射区（见082页）效果更佳。

1 第一步按这里 ▼ **肝反射区**	**2** 第二步按这里 ▼ **胰腺反射区**	**3** 第三步按这里 ▼ **胆囊反射区**
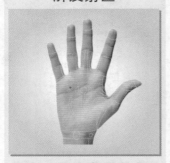	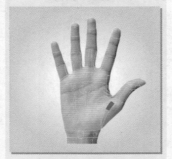	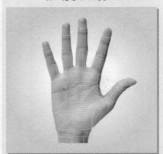
位于右手的掌面，第四、第五掌骨体之间近掌骨头处。	位于双手胃反射区与十二指肠反射区之间，第一掌骨体中部的区域。	位于右手的手掌面及背侧，第四、第五掌骨之间，紧靠肝反射区的腕侧的第四掌骨处。
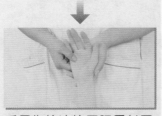	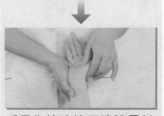	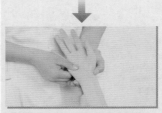
采用指按法按压肝反射区1～2分钟，以局部有酸痛感为宜。	采用指按法按压胰腺反射区1～2分钟，以局部酸痛为宜。	采用指揉法按揉胆囊反射区1～2分钟，以局部酸痛为宜。

脏腑养生

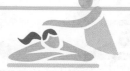

疏肝解郁反射区解析

　　肝反射区可养肝明目、理气调经；胰腺反射区可生发胃气、燥化脾湿；胆囊反射区可利胆疏肝、降逆和胃；神门反射区可舒筋通络；脾反射区可健脾化湿、理气解痉；胸（乳房）反射区可清心泻热、理气活络；腹腔神经丛反射区可调经统血。配伍治病，疗效更佳。

耳部反射区

特效反射区包括神门反射区、肝反射区、脾反射区。

1 第一步按这里 ▼ 神门反射区	2 第二步按这里 ▼ 肝反射区	3 第三步按这里 ▼ 脾反射区
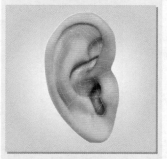	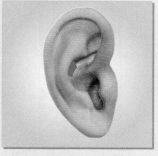	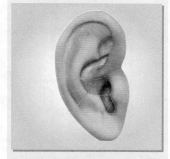
位于三角窝后1/3的上部，即三角窝4区。	位于耳甲艇的后下部，即耳甲12区。	位于BD线下方，耳甲腔的后上部，即耳甲13区。
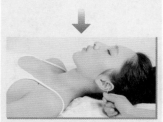	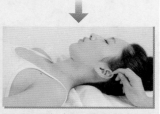	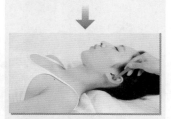
采用切按法切压神门反射区1~2分钟，以按摩部位发红或有酸胀感为宜。	采用切按法切压肝反射区1~2分钟，以按摩部位发红或有酸胀感为宜。	采用搓摩法搓摩脾反射区1~2分钟，以按摩部位发红或有酸胀感为宜。

脏腑养生

对症食疗方

二香粥

材料：香附、香橼各3~5克，粳米100克

制作：①将香附、香橼洗净，放入锅内。②将锅置于火上，武火煮沸，改文火慢煮30分钟，去渣取汁。③将粳米洗净，与药汁同入锅煮粥。

功效：理气解郁、宽胸化痰。

足部反射区

特效反射区包括肝反射区、胆囊反射区、胸（乳房）反射区。另外，再加上腹腔神经丛反射区（见132页）效果更佳。

1 第一步按这里 ▼	**2** 第二步按这里 ▼	**3** 第三步按这里 ▼
肝反射区	胆囊反射区	胸（乳房）反射区

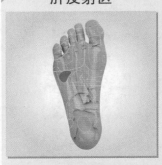

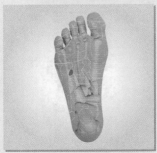

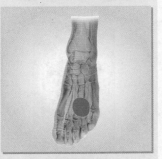

位于右足足底第四跖骨与第五跖骨前段之间，位于肺反射区的后方及足背上与该区域相对应的位置。

位于右足足底第三、四跖骨中段之间，位于肝反射区的内下方。

位于双足足背第二、三、四跖骨所形成的带状区域。

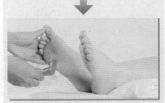

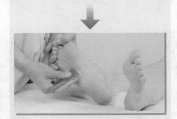

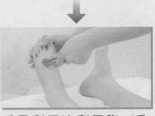

采用刮压法刮压肝反射区2~5分钟，以局部酸痛为宜。

采用刮压法刮压胆囊反射区2~5分钟，以局部酸痛为宜。

采用刮压法刮压胸（乳房）反射区2~5分钟，以局部酸痛为宜。

补肾强腰 | 肾气足，腰脊壮 |

脏腑养生

肾是人体重要的器官，它属于泌尿系统的一部分，负责过滤血液中的杂质、维持体液和电解质的平衡。中医认为肾藏先天之精，主生殖，为人体生命之本源。经常进行手足耳按摩可以补肾纳气。此外，腰为肾之府，常做腰部按摩，可防治因肾亏所致的腰酸背痛等症。

手部反射区

特效反射区包括肾上腺反射区、肾反射区、输尿管反射区。另外，再加上下身淋巴结反射区（见038页）效果更佳。

1 第一步按这里 ▼ 肾上腺反射区	**2** 第二步按这里 ▼ 肾反射区	**3** 第三步按这里 ▼ 输尿管反射区
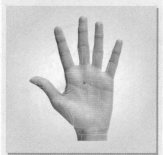	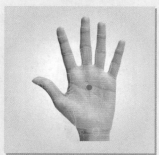	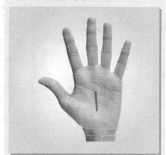
位于双手掌面第二、第三掌骨之间，距离第二、第三掌骨头1.5～2厘米处。	位于双手的中央区域，第三掌骨中点，相当于劳宫穴的位置。	位于双手掌中部，肾反射区与膀胱反射区之间的带状区域。
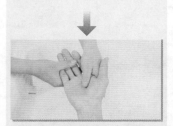	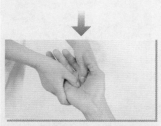	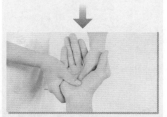
采用指揉法按揉肾上腺反射区1～2分钟，以局部酸痛为宜。	采用指揉法按揉肾反射区1～2分钟，以局部有酸痛感为宜。	采用指按法按压输尿管反射区1～2分钟，以局部酸痛为宜。

脏腑养生

补肾强腰反射区解析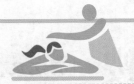

　　肾上腺反射区可通利三焦、补肾强腰；肾反射区可补肾强腰、通利二便；输尿管反射区可清利三焦、通便利腑；内分泌反射区可调理经气；耳背肾反射区可固本培元；腰骶椎反射区可补肾强腰、理气止痛；生殖腺反射区可清热利湿、益肾固带；膀胱反射区可活血通络、消炎止痛。配伍治病，疗效更佳。

耳部反射区

特效反射区包括内分泌反射区、耳背肾反射区、腰骶椎反射区。

1 第一步按这里	**2** 第二步按这里	**3** 第三步按这里
▼ 内分泌反射区	▼ 耳背肾反射区	▼ 腰骶椎反射区
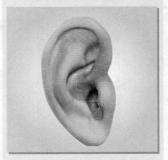	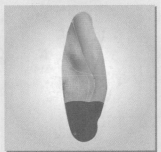	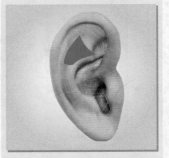
位于屏间切迹内，耳甲腔的底部，即耳甲18区。	位于耳背下部，即耳背5区。	位于腹区后方，即对耳轮9区。
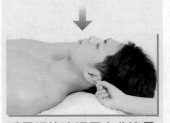	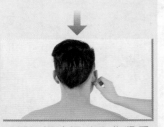	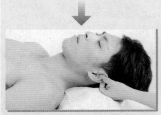
采用切按法切压内分泌反射区1~2分钟，以按摩部位发红或有酸胀感为宜。	采用捏揉法揉动耳背肾反射区1~2分钟，以按摩部位发红或有酸胀感为宜。	采用切按法切压腰骶椎反射区1~2分钟，以按摩部位发红或有酸胀感为宜。

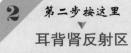

脏腑养生

对症食疗方

黑米莲子粥

材料：黑米100克，莲子20克，冰糖适量

制作：①将黑米、莲子洗净，莲子去心，共同放入锅中，加入适量清水。

②将锅置于火上，武火煮沸后，改文火煮至熟，熟后加冰糖调味食之。

功效：滋阴补肾、益肾固精。

足部反射区

特效反射区包括肾反射区、生殖腺反射区、肾上腺反射区。另外，再加上膀胱反射区（见078）效果更佳。

1 第一步按这里 ▼ 肾反射区	2 第二步按这里 ▼ 生殖腺反射区	3 第三步按这里 ▼ 肾上腺反射区
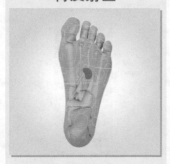	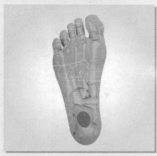	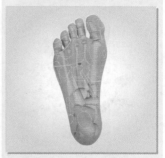
位于双足足底部，第二跖骨与第三跖骨体之间，近跖骨底处，蜷足时中央凹陷处。	位于双足足底跟骨中央处。	位于双足足底部，第二、三跖骨体之间，距离跖骨头近心端一拇指宽处，肾反射区前端。
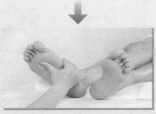	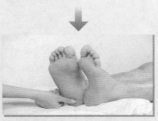	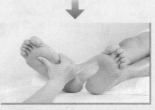
采用拇指指腹推压法推压肾反射区2～5分钟，以局部酸痛为宜。	采用拇指指腹推压法推压生殖腺反射区2～5分钟，以局部酸痛为宜。	采用拇指指腹推压法推压肾上腺反射区2～5分钟，以局部酸痛为宜。

脏腑养生

调畅情志 ｜心理健康，精神愉悦｜

　　情志抑郁是一种以情绪低落为主的不良状态，常常伴有紧张、悲观、认知功能迟缓以及头痛、失眠、健忘等生理功能障碍。中医认为，抑郁主要由情志不畅，肝气郁结，导致五脏气机不和，人体气血失调，代谢紊乱所致。治疗应以疏肝理气、清肝泻火、养心安神为主。

手部反射区

　　特效反射区包括大脑反射区、心脏反射区、肝反射区。另外，再加上肾反射区（见073页）、太渊穴（见187页）效果更佳。

1 第一步按这里 ▼ 大脑反射区	2 第二步按这里 ▼ 心脏反射区	3 第三步按这里 ▼ 肝反射区
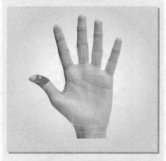	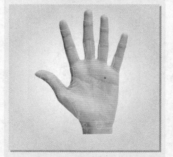	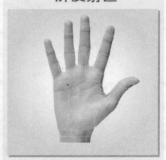
位于双手掌面拇指指腹全部。	位于左手尺侧，手掌及手背第四、第五掌骨之间，近掌骨头处。	位于右手的掌面，第四、第五掌骨体之间近掌骨头处。
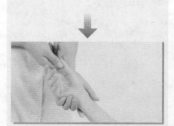	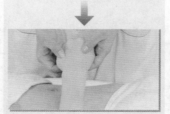	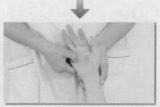
采用指揉法按摩大脑反射区1～2分钟，以局部酸痛为宜。	采用指按法按压心脏反射区1～2分钟，以局部酸痛为宜。	采用掐法掐按肝反射区1～2分钟，以局部酸痛为宜。

脏腑养生

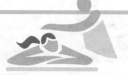

调畅情志反射区解析

　　大脑反射区可清热解表、醒神开窍；心脏反射区可理气止痛、强心通脉、调经统血；肝反射区可疏肝利胆、调理经气；脾反射区可健脾化湿、理气解痉；肾反射区可益气补血、通利二便；肾上腺反射区可清热通络。配伍治病，疗效更佳。

耳部反射区

特效反射区包括心反射区、肝反射区、脾反射区。另外，再加上神门反射区（见047页）效果更佳。

1 第一步按这里	2 第二步按这里	3 第三步按这里
心反射区	**肝反射区**	**脾反射区**

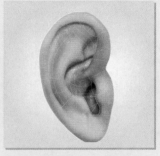

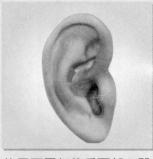

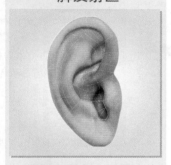

位于耳甲腔正中凹陷处，即耳甲15区。

位于耳甲艇的后下部，即耳甲12区。

位于BD线下方，耳甲腔的后上部，即耳甲13区。

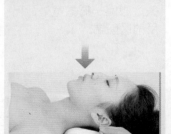

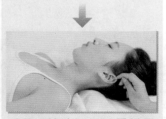

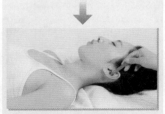

采用切按法切压心反射区1~2分钟，以按摩部位发红或有酸胀感为宜。

采用切按法切压肝反射区1~2分钟，以按摩部位发红或有酸胀感为宜。

采用搓摩法搓摩脾反射区1~2分钟，以按摩部位发红或有酸胀感为宜。

脏腑养生

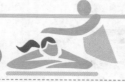

对症食疗方

红枣莲子玫瑰粥

材料：红枣8枚，莲子10克，黑芝麻20克，玫瑰花适量

制作：①将红枣、莲子、玫瑰花洗净，与黑芝麻一同放入锅中。②将锅置于炉火上，加入适量清水，武火煮沸后，改文火煮至熟即可。

功效：养血安神、理气解郁。

足部反射区

特效反射区包括肝反射区、肾反射区、肾上腺反射区。另外，再加上脾反射区（见084页）效果更佳。

1 第一步按这里 ▼ 肝反射区	**2** 第二步按这里 ▼ 肾反射区	**3** 第三步按这里 ▼ 肾上腺反射区
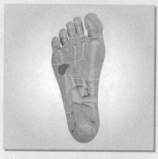	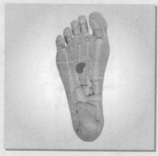	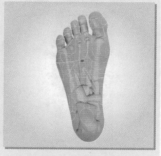
位于右足足底第四跖骨与第五跖骨前段之间，肺反射区的后方及足背上与该区域相对应的位置。	位于双足足底部，第二跖骨与第三跖骨体之间，近跖骨底处，蜷足时中央凹陷处。	位于双足足底部，第二、三跖骨体之间，距离跖骨头近心端一拇指宽处，肾反射区前端。
↓	↓	↓
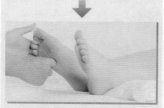	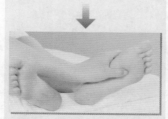	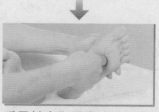
采用单食指叩拳法顶压肝反射区2～5分钟，以局部酸痛为宜。	采用掐法掐按肾反射区2～5分钟，以局部酸痛为宜。	采用单食指叩拳法顶压肾上腺反射区2～5分钟，以局部酸痛为宜。

祛斑美颜 | 无斑让您靓丽永驻 |

女性养生

很多女性朋友由于工作压力大，经常熬夜，饮食无规律，加上紫外线的强烈照射，致使肌肤水油平衡失调、新陈代谢能力下降，以致皮肤上出现难看的色斑，如果长时间得不到保养改善，就会出现干裂粗糙的现象，而每天坚持手足耳按摩能很好地解决这一问题。

手部反射区

特效反射区包括垂体反射区、胃脾大肠区反射区、肾反射区。另外，再加上肝反射区（见100页）效果更佳。

1 第一步按这里 ▼ 垂体反射区	**2** 第二步按这里 ▼ 胃脾大肠区反射区	**3** 第三步按这里 ▼ 肾反射区
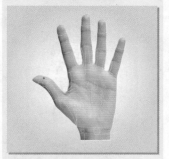	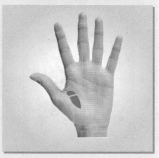	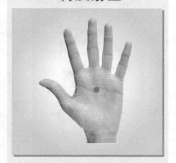
位于双手拇指指腹中央，位于大脑反射区深处。	位于手掌面，第一、第二掌骨之间的椭圆形区域。	位于双手的中央区域，第三掌骨中点，相当于劳宫穴的位置。
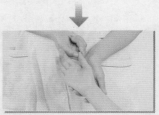	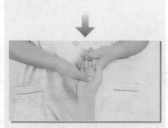	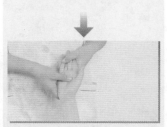
采用掐法掐按垂体反射区1~2分钟，以局部酸痛为宜。	采用指揉法按揉胃脾大肠区反射区1~2分钟，以局部酸痛为宜。	采用指揉法按揉肾反射区1~2分钟，以局部酸痛为宜。

女性养生

祛斑美颜反射区解析

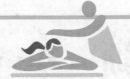

　　垂体反射区可调经统血；胃脾大肠区反射区可健脾利湿；肾反射区可通利二便；胃反射区可和胃降逆、清热利湿；脾反射区可健脾化湿、理气解痉；肝反射区可疏肝利胆、调节经气；脑垂体反射区可调节脏腑；肾上腺反射区可祛风消炎。配伍治病，疗效更佳。

耳部反射区

特效反射区包括胃反射区、脾反射区、肝反射区。

1 第一步按这里	**2** 第二步按这里	**3** 第三步按这里
▼	▼	▼
胃反射区	**脾反射区**	**肝反射区**
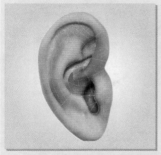	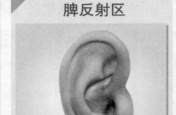	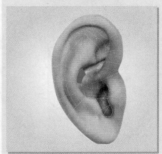
位于耳轮脚消失处，即耳甲4区。	位于BD线下方，耳甲腔的后上部，即耳甲13区。	位于耳甲艇的后下部，即耳甲12区。
▼	▼	▼
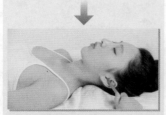	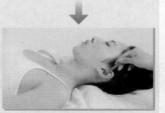	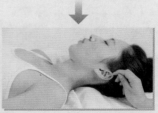
采用切按法切压胃反射区1~2分钟，以按摩部位发红或有酸胀感为宜。	采用搓摩法搓摩脾反射区1~2分钟，以按摩部位发红或有酸胀感为宜。	采用切按法切压肝反射区1~2分钟，以按摩部位发红或有酸胀感为宜。

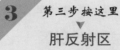

女性养生

对症食疗方

蜜汁花生枣粥

材料：花生50克，红枣10枚，蜂蜜适量

制作：①将红枣、花生洗净，放入盆具中，用温水浸泡30分钟，捞出。②将花生、红枣放入锅中，加水适量，小火煮到熟软，再加入蜂蜜食用。

功效：养颜补血、美白祛斑。

足部反射区

特效反射区包括脑垂体反射区、脾反射区、肾上腺反射区。另外，再加上输尿管反射区（见183页）效果更佳。

1 第一步按这里	2 第二步按这里	3 第三步按这里
脑垂体反射区	脾反射区	肾上腺反射区

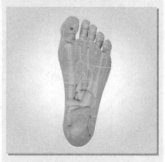

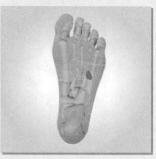

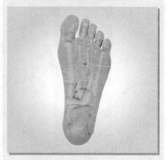

位于双拇趾趾腹中央隆起部位，位于脑反射区深处。

位于左足足底第四、五跖骨之间，距心脏反射区下方约一横指处。

位于双足足底部，第二、三跖骨体之间，距离跖骨头近心端一拇指宽处，肾反射区前端。

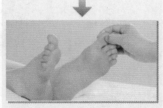

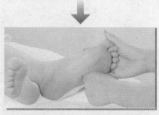

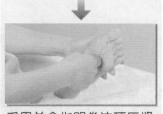

采用掐法掐按脑垂体反射区2～5分钟，以局部酸痛为宜。

采用单食指叩拳法顶压脾反射区2～5分钟，以局部酸痛为宜。

采用单食指叩拳法顶压肾上腺反射区2～5分钟，以局部酸痛为宜。

女性养生

控油祛痘 |让您面部清爽细腻|

人们常说的"痘痘"又被称为痤疮、粉刺，是由于毛囊及皮脂腺阻塞、发炎所引发的一种皮肤病。对待痘痘，要同对待所有的肌肤问题一样，找到合适有效的方法，有耐心，并持之以恒地治疗，才能够在根源上将这些"面子"问题根除。

手部反射区

特效反射区包括垂体反射区，小脑、脑干反射区，肾上腺反射区。另外，再加上肾反射区（见029页）效果更佳。

1 第一步按这里 ▼ 垂体反射区	**2** 第二步按这里 ▼ 小脑、脑干反射区	**3** 第三步按这里 ▼ 肾上腺反射区
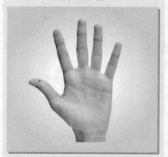	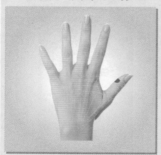	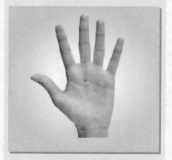
位于双手拇指指腹中央，位于大脑反射区深处。	位于双手掌面，拇指指腹尺侧面，即拇指末节指骨近心端1/2尺侧缘。	位于双手掌面第二、第三掌骨之间，距离第二、第三掌骨头1.5～2厘米处。
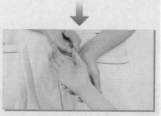	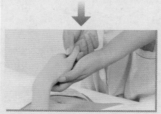	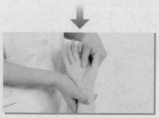
采用掐法掐按垂体反射区1～2分钟，以局部酸痛为宜。	采用指揉法揉按小脑、脑干反射区1～2分钟，以局部酸痛为宜。	采用指揉法按揉肾上腺反射区1～2分钟，以局部酸痛为宜。

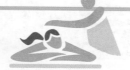

控油祛痘反射区解析

垂体反射区可调经统血；小脑、脑干反射区可清热散风；肾上腺反射区可通利三焦、补肾强腰；面颊反射区可舒经活络；内分泌反射区可调节经气；三焦反射区可调利三焦；脑垂体反射区有调节脏腑功能的作用；胃反射区可和胃降逆、清热利湿；内庭穴有清泻邪热的作用。配伍治病，疗效更佳。

女性养生

耳部反射区

特效反射区包括面颊反射区、内分泌反射区、三焦反射区。

1 第一步按这里 ▼ **面颊反射区**	**2** 第二步按这里 ▼ **内分泌反射区**	**3** 第三步按这里 ▼ **三焦反射区**
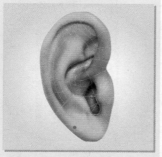	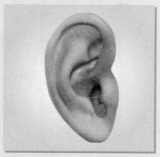	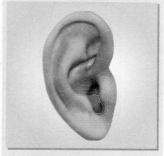
位于耳垂正面眼区与内耳区之间，即耳垂5、6区交界处。	位于屏间切迹内，耳甲腔的底部，即耳甲18区。	位于外耳门后下，肺与内分泌区之间，即耳甲17区。
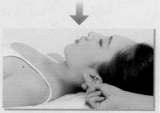	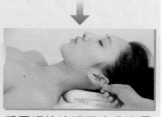	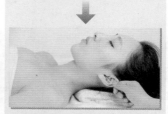
采用切按法切压面颊反射区1~2分钟，以按摩部位发红或有酸胀感为宜。	采用切按法切压内分泌反射区1~2分钟，以按摩部位发红或有酸胀感为宜。	采用切按法切压三焦反射区1~2分钟，以按摩部位发红或有酸胀感为宜。

女性养生

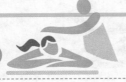

对症食疗方

清热苦瓜汤

材料：薏米50克，苦瓜400克，冰糖20克

制作：①将苦瓜洗净、去籽；薏米洗净，用温水泡1小时备用。②锅中加水，先放入薏米大火煮15分钟；再放入苦瓜煮熟，最后加入冰糖即可。

功效：清热利湿、解毒祛痘。

足部反射区

特效反射区包括脑垂体反射区、胃反射区、内庭穴。另外，再加上小肠反射区（见075页）效果更佳。

1 第一步按这里	2 第二步按这里	3 第三步按这里
脑垂体反射区	胃反射区	内庭穴

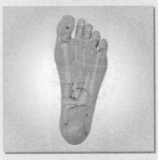

位于双拇趾趾腹中央隆起部位，位于脑反射区深处。

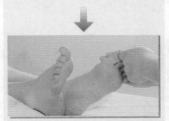

采用单食指叩拳法顶压脑垂体反射区2～5分钟，以局部酸痛为宜。

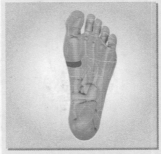

位于双足足底第一跖骨中部，甲状腺反射区下约一横指宽。

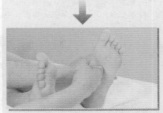

采用单食指叩拳法顶压胃反射区2～5分钟，以局部酸痛为宜。

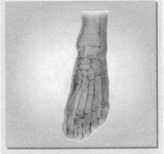

位于足背，当二、三趾间，趾蹼缘后方赤白肉际处。

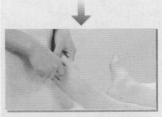

采用单食指叩拳法顶压内庭穴2～5分钟，以出现酸痛感为宜。

丰胸美乳

| 双峰美挺，走路生风 |

　　迷人的胸部是美丽女性的重要指标，这能增添女性的魅力与自信，所以拥有健康迷人的胸部是每位女性最向往的事情。然而随着年龄的增长，胸部不可避免地会出现下垂、萎缩等问题。如今丰胸方法各种各样，比如借助手足耳按摩疗法，就能轻轻松松拥有美丽的胸部。

手部反射区

特效反射区包括肾反射区、肾上腺反射区、胸（乳房）反射区。另外，再加上肝反射区（见091页）效果更佳。

1 第一步按这里 ▼ 肾反射区	**2** 第二步按这里 ▼ 肾上腺反射区	**3** 第三步按这里 ▼ 胸（乳房）反射区
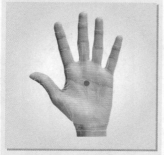	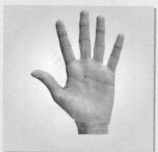	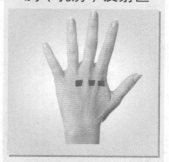
位于双手的中央区域，第三掌骨中点，相当于劳宫穴的位置。	位于双手掌面第二、第三掌骨之间，距离第二、第三掌骨头1.5~2厘米处。	位于双手手背第二、第三、第四掌骨的远端。
↓	↓	↓
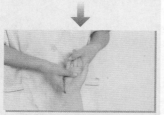	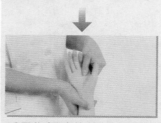	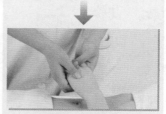
采用指揉法按揉肾反射区1~2分钟，以局部酸痛为宜。	采用指揉法按揉肾上腺反射区1~2分钟，以局部酸痛为宜。	采用指揉法按揉胸（乳房）反射区1~2分钟，以局部酸痛为宜。

女性养生

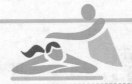

丰胸通乳反射区解析

　　肾反射区可益气补血、通利二便；胸（乳房）反射区可清心泄热、疏通胸部经气；肾上腺反射区可通利三焦；内分泌反射区可调理内分泌；胸椎反射区可舒经活络；内生殖器反射区可益肾固精；肩胛部反射区可舒经活络、祛风止痛；生殖腺反射区可清热利湿、益肾固带。配伍治病，疗效更佳。

耳部反射区

特效反射区包括内分泌反射区、胸椎反射区、内生殖器反射区。

1 第一步按这里 ▼	**2** 第二步按这里 ▼	**3** 第三步按这里 ▼
内分泌反射区	**胸椎反射区**	**内生殖器反射区**
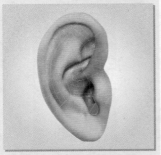	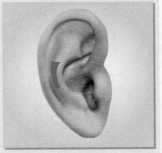	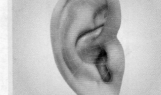
位于屏间切迹内，耳甲腔的底部，即耳甲18区。	位于胸区后方，即对耳轮11区。	位于三角窝前1/3的下部，即三角窝2区。
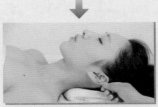	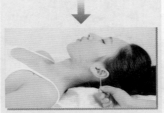	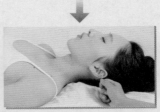
采用切按法切压内分泌反射区1～2分钟，以按摩部位发红或有酸胀感为宜。	采用切按法切压胸椎反射区1～2分钟，以按摩部位发红或有酸胀感为宜。	采用切按法切压内生殖器反射区1～2分钟，以按摩部位发红或有酸胀感为宜。

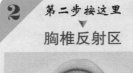

女性养生

对症食疗方

木瓜鲜奶露

材料：木瓜600克，鲜奶1杯，椰汁半杯，糖200克，玉米粉3汤匙

制作：①将木瓜洗净去皮去核后切成粒状。②锅中入水，加入适量糖煮沸后放入木瓜粒、鲜奶、椰汁，用文火慢煮20～30分钟。③用开水调匀玉米粉，加入奶露中，煮至稠状即可。

足部反射区

特效反射区包括肩胛部反射区、生殖腺反射区、胸（乳房）反射区。另外，再加上肾反射区（见028页）效果更佳。

1 第一步按这里
肩胛部反射区

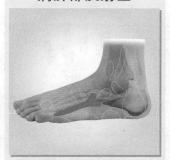

位于双足足背沿第四跖骨与第五跖骨的近端1/2位置，并延伸到骰骨的一带状区域。

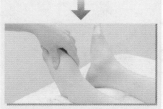

采用拇指指腹按压法按压肩胛部反射区2～5分钟，以局部酸痛为宜。

2 第二步按这里
生殖腺反射区

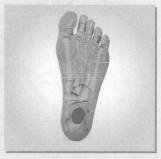

位于双足足底跟骨中央处。

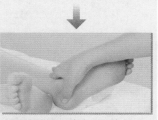

采用拇指指腹推压法推压生殖腺反射区2～5分钟，以局部酸痛为宜。

3 第三步按这里
胸（乳房）反射区

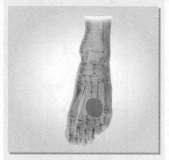

位于双足足背第二、三、四跖骨所形成的带状区域。

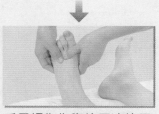

采用拇指指腹按压法按压胸（乳房）反射区2～5分钟，以局部酸痛为宜。

女性养生

纤腰翘臀 |苗条腰身，盈盈一握|

玲珑的身材和性感的翘臀，能够极大地增加女性的自信心。平时经常按摩手部、耳部和足部，按摩腰部和臀部肌肉，刺激这些部位上相应的反射区和穴位，可以疏经活络，让腰部、腿部和美臀线条感凸显，成功实现束身翘臀的目的。

手部反射区

特效反射区包括腰椎反射区、下身淋巴结反射区、输尿管反射区。另外，再加上膀胱反射区（见079页）效果更佳。

1 第一步按这里 ▼ 腰椎反射区	**2** 第二步按这里 ▼ 下身淋巴结反射区	**3** 第三步按这里 ▼ 输尿管反射区
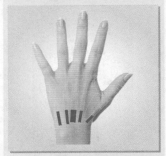	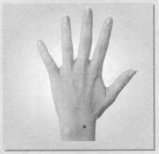	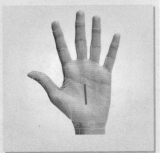
位于双手背侧，各掌骨近端，约占整个掌骨体的2/5。	位于双手背部桡侧缘，手背腕骨与桡骨之间的凹陷处。	位于双手掌中部，肾反射区与膀胱反射区之间的带状区域。
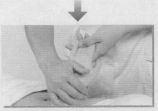	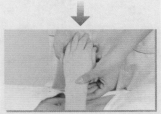	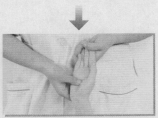
采用擦法推擦腰椎反射区1~2分钟，以局部酸痛为宜。	采用指揉法按揉下身淋巴结反射区1~2分钟，以局部酸痛为宜。	采用指揉法按揉输尿管反射区1~2分钟，以局部酸痛为宜。

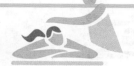

纤腰翘臀反射区解析

腰椎反射区可强筋健骨、益肾助阳；下身淋巴结反射区可抗炎消肿；输尿管反射区可通利三焦、清便利腑；腰骶椎反射区可补肾强腰、理气止痛；臀反射区可活血止痛；髋反射区可舒经活络；肾上腺反射区可清热通络、通利二便。配伍治病，疗效更佳。

耳部反射区

特效反射区包括腰骶椎反射区、臀反射区、髋反射区。

1 第一步按这里	2 第二步按这里	3 第三步按这里
腰骶椎反射区	**臀反射区**	**髋反射区**
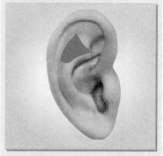	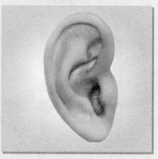	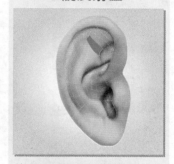
位于腹区后方，即对耳轮9区。	位于对耳轮下脚的后1/3处，即对耳轮7区。	位于对耳轮上脚的下1/3处，即对耳轮5区。
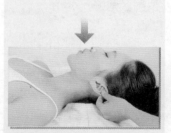	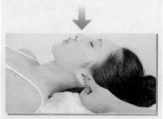	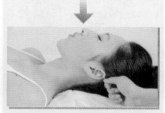
采用捏揉法揉动腰骶椎反射区1~2分钟，以按摩部位发红或有酸胀感为宜。	采用捏揉法揉动臀反射区1~2分钟，以按摩部位发红或有酸胀感为宜。	采用切按法切按髋反射区1~2分钟，以局部有酸痛感为宜。

女性养生

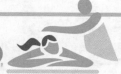

对症食疗方

茯苓豆腐

材料：茯苓30克，枸杞5克，豆腐500克，清汤、香菇、精盐等调料各适量

制作：①将各材料洗净、切好。②将豆腐下入油中炸至金黄色。③将各调料倒入锅内烧开，勾成白汁芡。④将材料与白汁芡炒匀即成。

功效：健脾化湿、祛脂减肥。

足部反射区

特效反射区包括腰椎反射区、下身淋巴结反射区、肾上腺反射区。

1 第一步按这里 ▼ 腰椎反射区	2 第二步按这里 ▼ 下身淋巴结反射区	3 第三步按这里 ▼ 肾上腺反射区
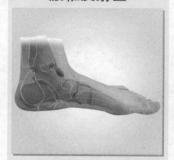	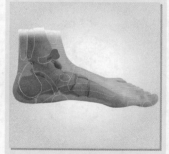	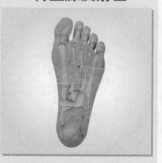
位于双足足弓内侧缘第一楔骨至舟骨，前接胸椎反射区，后连骶骨反射区。	位于双足足背内侧踝骨前，由距骨、舟骨构成的凹陷处。	位于双足足底部，第二、三跖骨体之间，距离距骨头近心端一拇指宽处，肾反射区前端。
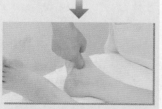	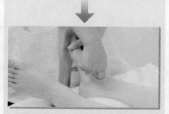	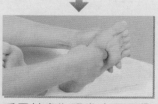
采用单食指叩拳法顶压腰椎反射区2～5分钟，以局部酸痛为宜。	采用单食指叩拳法顶压下身淋巴结反射区2～5分钟，以局部酸痛为宜。	采用单食指叩拳法顶压肾上腺反射区2～5分钟，以局部酸痛为宜。

女性养生

排毒通便 ｜调理肠胃不便秘｜

　　毒素是一种可以干预正常生理活动并破坏机体功能的物质。人体的肠道、肺、肾、肝，乃至皮肤都是重要的排毒系统。按摩手部、耳部和足部，可以加快血液循环，能够在短时间内加强体内排毒燃脂养生功效。

手部反射区

特效反射区包括肾上腺反射区、输尿管反射区、膀胱反射区。另外，再加上肾反射区（见029页）效果更佳。

1 第一步按这里	**2** 第二步按这里	**3** 第三步按这里
▼ 肾上腺反射区	▼ 输尿管反射区	▼ 膀胱反射区
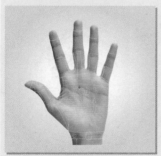	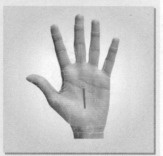	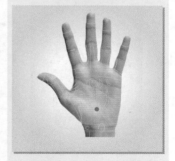
位于双手掌面第二、第三掌骨之间，距离第二、第三掌骨头1.5～2厘米处。	位于双手掌中部，肾反射区与膀胱反射区之间的带状区域。	位于手掌下方，大小鱼际交接处的凹陷中，其下为头状骨骨面。
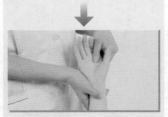	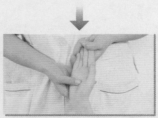	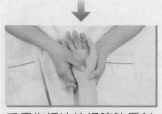
采用指按法按压肾上腺反射区1～2分钟，以局部酸痛为宜。	采用指按法按压输尿管反射区1～2分钟，以局部酸痛为宜。	采用指揉法按揉膀胱反射区1～2分钟，以局部酸痛为宜。

女性养生

排毒通便反射区解析

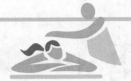

　　肾上腺反射区可祛风消炎；输尿管反射区可清利三焦、通便利腑；膀胱反射区可活血通络、消炎止痛；肾反射区可补肾强腰、通利二便；内分泌反射区可调理经气；大肠反射区可消食通便、调理气血；脑垂体反射区有调节脏腑功能的作用；足窍阴穴可通经活络。配伍治病，疗效更佳。

耳部反射区

特效反射区包括内分泌反射区、肾上腺反射区、大肠反射区。

1 第一步按这里 ▼ 内分泌反射区

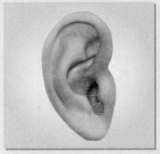

位于屏间切迹内，耳甲腔的底部，即耳甲18区。

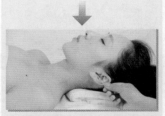

采用切按法切压内分泌反射区1～2分钟，以按摩部位发红或有酸胀感为宜。

2 第二步按这里 ▼ 肾上腺反射区

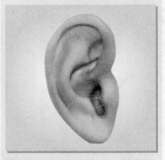

位于耳屏游离缘下部尖端，即耳屏2区后缘处。

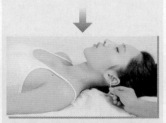

采用切按法切压肾上腺反射区1～2分钟，以按摩部位发红或有酸胀感为宜。

3 第三步按这里 ▼ 大肠反射区

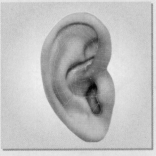

位于耳轮脚及部分耳轮与AB线之间的前1/3处，即耳甲7区。

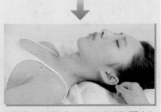

采用切按法切压大肠反射区1～2分钟，以按摩部位发红或有酸胀感为宜。

女性养生

对症食疗方

五仁粥

材料：花生仁、核桃仁、杏仁、决明子、柏子仁各20克，绿豆30克，小米70克，白糖4克

制作：①将各材料均泡发洗净，备用。②锅置火上，放入准备好的材料，武火煮沸，再转中火，慢慢熬煮。

功效：润肠通便、健脾养胃。

足部反射区

特效反射区包括脑垂体反射区、足窍阴穴、足临泣穴。另外，再加上肾上腺反射区（见129页）效果更佳。

1 第一步按这里	**2** 第二步按这里	**3** 第三步按这里
脑垂体反射区	足窍阴穴	足临泣穴

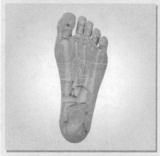

位于双拇趾趾腹中央隆起部位，位于脑反射区深处。

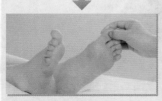

采用掐法掐按脑垂体反射区2~5分钟，以局部酸痛为宜。

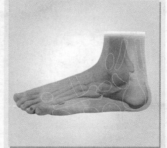

位于足第四趾末节外侧，距趾甲角0.1寸（指寸）。

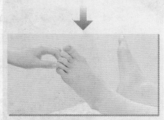

采用掐法掐按足窍阴穴2~5分钟，以出现酸痛感为宜。

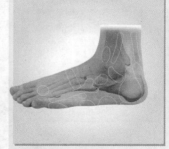

位于足背外侧，当足四趾本节（第四跖趾关节）的后方，小趾伸肌腱的外侧凹陷处。

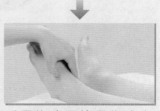

采用掐法压按足临泣穴2~5分钟，以出现酸痛感为宜。

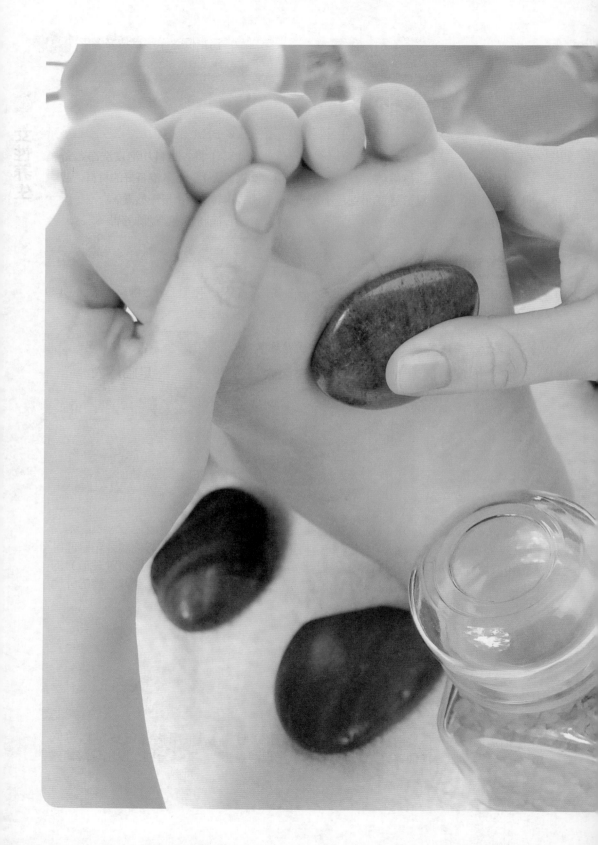

人体就像是一个微缩的小宇宙，而手足耳就像是一张最精确的缩略图，它们准确地反映了人体的脏腑器官，并且与之紧密地联系在一起。当脏腑器官出现不适或者疾病时，通常会第一时间反映到手足耳上，经常按摩这些部位，能够使气血通畅，从而消除疲劳，百病去无踪，健康成倍增。

第三章

祛病健体手足耳按摩图解

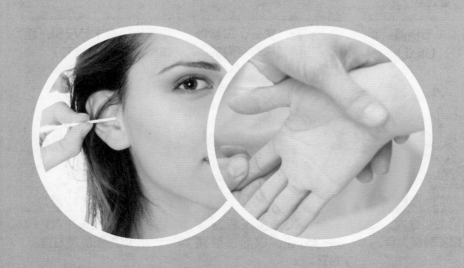

感冒 |舒缓神经少疼痛|

呼吸系统疾病

感冒，中医称"伤风"，是一种由多种病毒引起的呼吸道常见病。感冒一般分为风寒感冒和风热感冒。风寒感冒起病急、发热轻、恶寒重、头痛、无汗、流清涕、咳嗽、吐清痰等。风热感冒主要症状为发热重、恶寒轻、流黄涕、口渴、咽痛、大便干、小便黄等。

手部反射区 |

特效反射区包括少商穴、合谷穴、关冲穴。另外，再加上肺点（见184页）效果更佳。

1 第一步按这里	2 第二步按这里	3 第三步按这里
▼ 少商穴	▼ 合谷穴	▼ 关冲穴

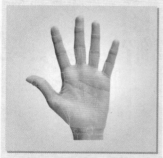

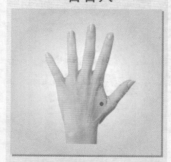

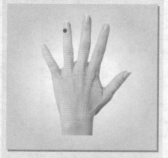

位于手拇指末节桡侧，距指甲角0.1寸（指寸）。

位于手背，第一、二掌骨间，当第二掌骨桡侧的中点处。

位于手环指末节尺侧，距指甲角0.1寸（指寸）。

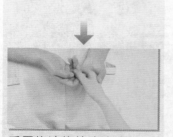

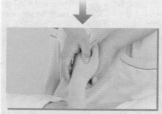

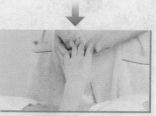

采用掐法掐按少商穴1～2分钟，以局部酸痛为宜。

采用指按法按压合谷穴1～2分钟，以局部酸痛为宜。

采用掐法掐按关冲穴1～2分钟，以局部酸痛为宜。

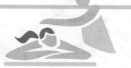

治疗感冒的反射区解析

少商穴可清热、利咽、开窍；合谷穴可通经活络、清热解表；关冲穴可泄热开窍、清利喉舌；肺反射区可养肺护咽；耳背肺反射区可平喘止痛；神门反射区可舒筋通络；鼻反射区可通利鼻窍；肾上腺反射区可祛风消炎。配伍治病，疗效更佳。

呼吸系统疾病

耳部反射区

特效反射区包括肺反射区、耳背肺反射区、神门反射区。

1 第一步按这里 肺反射区	2 第二步按这里 耳背肺反射区	3 第三步按这里 神门反射区
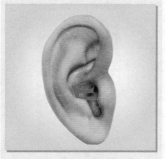	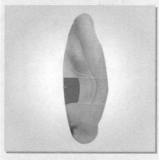	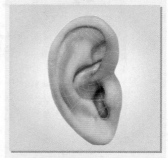
位于心、气管区周围处，即耳甲14区。	位于耳背中内部，即耳背2区。	位于三角窝后1/3的上部，即三角窝4区。
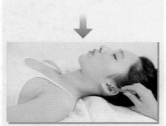	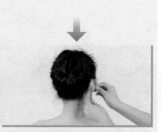	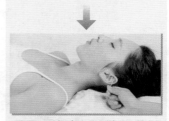
采用切按法切压肺反射区1~2分钟，以按摩部位发红或有酸胀感为宜。	采用切按法切压耳背肺反射区1~2分钟，以按摩部位发红或有酸胀感为宜。	采用切按法切压神门反射区1~2分钟，以按摩部位发红或有酸胀感为宜。

呼吸系统疾病

对症食疗方

紫苏甜姜祛风茶

材料：苏叶、生姜各5克，红糖15克

制作：①将紫苏叶、生姜、红糖放入杯中，用滚水冲凉。②将杯盖盖上，闷泡10分钟后即可饮用。

功效：紫苏叶能散寒、理气、和胃；生姜可以辛温发汗。两者配伍可发汗解表，缓解感冒不适。

足部反射区

特效反射区包括肺及支气管反射区、鼻反射区、肾上腺反射区。另外，再加上下身淋巴结反射区（见040页）效果更佳。

1 第一步按这里 ▼ 肺及支气管反射区

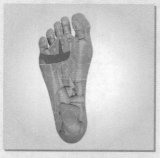

位于双足斜方肌反射区的近心端，自甲状腺反射区向外到肩反射区处约一横指宽的带状区。

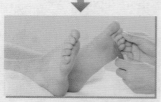

采用刮压法刮压肺及支气管反射区2～5分钟，以局部酸痛为宜。

2 第二步按这里 ▼ 鼻反射区

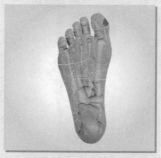

位于双脚拇趾趾腹内侧延伸到拇趾趾甲的根部，第一趾间关节前。

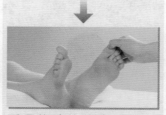

采用掐法掐按鼻反射区2～5分钟，以局部酸痛为宜。

3 第三步按这里 ▼ 肾上腺反射区

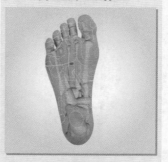

位于双足足底部，第二、三跖骨体之间，距离跖骨头近心端一拇指宽处，肾反射区前端。

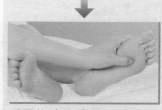

采用掐法掐按肾上腺反射区2～5分钟，以局部酸痛为宜。

咳嗽 | 止咳化痰见效快 |

呼吸系统疾病

咳嗽是呼吸系统疾病的主要症状，中医认为咳嗽是因外感六淫影响于肺所致的有声有痰之症。咳嗽的原因有上呼吸道感染、支气管炎、肺炎、喉炎等。咳嗽的主要症状：痰多色稀白或痰色黄稠，量少，喉间有痰声，似水笛哮鸣声音，易咳出，喉痒欲咳等。

手部反射区

特效反射区包括肺、支气管反射区，食管、气管反射区，鼻反射区。另外，再加上肺点（见184页）效果更佳。

1 第一步按这里	**2** 第二步按这里	**3** 第三步按这里
▼	▼	▼
肺、支气管反射区	食管、气管反射区	鼻反射区

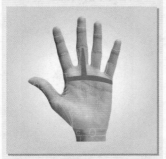

位于双手掌面，横跨第二、第三、第四、第五掌骨，靠近掌指关节区域及中指第三节指骨。

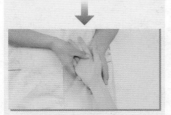

采用指按法按压肺、支气管反射区1~2分钟，以局部酸痛为宜。

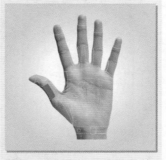

位于双手拇指近节指骨桡侧，赤白肉际处。

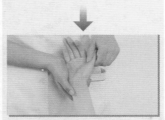

采用指按法按压食管、气管反射区1~2分钟，以局部酸痛为宜。

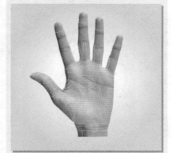

位于双手掌面拇指末节指腹桡侧面的中部。

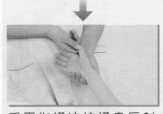

采用指揉法按揉鼻反射区1~2分钟，以局部酸痛为宜。

治疗咳嗽的反射区解析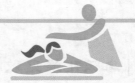

　　肺、支气管反射区可养肺护咽；食管、气管反射区可宽胸降逆；鼻反射区可通利鼻窍；气管反射区可止咳平喘；耳背肺反射区可平喘止痛；扁桃体反射区可熄风宁神、利咽聪耳。配伍治病，疗效更佳。

耳部反射区

特效反射区包括气管反射区、耳背肺反射区、肺反射区。

1 第一步按这里 ▼ 气管反射区	2 第二步按这里 ▼ 耳背肺反射区	3 第三步按这里 ▼ 肺反射区

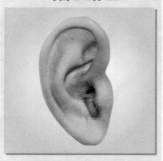
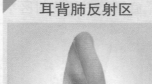
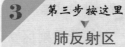
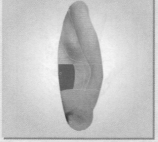
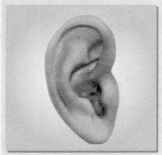

位于心区与外耳门之间，即耳甲16区。

位于耳背中内部，即耳背2区。

位于心、气管区周围处，即耳甲14区。

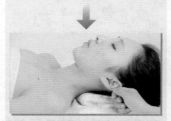
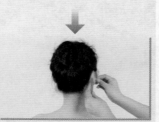
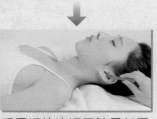

采用切按法切压气管反射区1～2分钟，以按摩部位发红或有酸胀感为宜。

采用切按法切压耳背肺反射区1～2分钟，以按摩部位发红或有酸胀感为宜。

采用切按法切压肺反射区1～2分钟，以按摩部位发红或有酸胀感为宜。

呼吸系统疾病

对症食疗方

木耳蒸鸭蛋

材料：黑木耳10克，鸭蛋1个，冰糖少许

制作：①将黑木耳泡发，洗净后切碎。②将鸭蛋搅匀，加入黑木耳、少许冰糖和水，隔水蒸熟即可。

功效：黑木耳有益气、润肺的作用；鸭蛋可以滋阴、清肺。

足部反射区

特效反射区包括鼻反射区、肺及支气管反射区、扁桃体反射区。

1 第一步按这里 ▼ 鼻反射区	2 第二步按这里 ▼ 肺及支气管反射区	3 第三步按这里 ▼ 扁桃体反射区

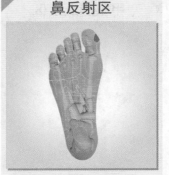

位于双脚拇趾趾腹内侧延伸到拇趾趾甲的根部，第一趾间关节前。

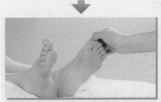

采用掐法掐按鼻反射区2~5分钟，以局部酸痛为宜。

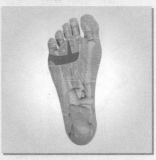

位于双足斜方肌反射区的近心端，自甲状腺反射区向外到肩反射区处约一横指宽的带状区。

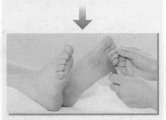

采用刮压法刮压肺及支气管反射区2~5分钟，以局部酸痛为宜。

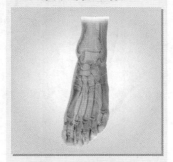

位于双足足背拇趾第二节上，肌腱左右两边。

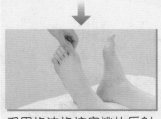

采用掐法掐按扁桃体反射区2~5分钟，以局部酸痛为宜。

呼吸系统疾病

哮喘 | 呼吸平缓不喘息 |

哮喘是一种慢性呼吸道疾病，其主要临床表现包括喘息、咳痰、胸痛等。典型的表现为发作性伴有哮鸣音的呼气性呼吸困难，病情严重者表现为干咳或咯白色泡沫痰。中医认为，因人体外感风寒、饮食失衡不当，导致痰气交阻、气道不畅、肺气升降不利而引发哮喘。

手部反射区

特效反射区包括肾上腺反射区、垂体反射区、甲状腺反射区。另外，再加上内耳迷路反射区（见066页）、输尿管反射区（见023页）效果更佳。

1 第一步按这里	**2** 第二步按这里	**3** 第三步按这里
▼ 肾上腺反射区	▼ 垂体反射区	▼ 甲状腺反射区

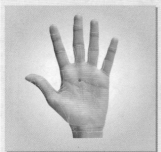

位于双手掌面第二、第三掌骨之间，距离第二、第三掌骨头1.5～2厘米处。

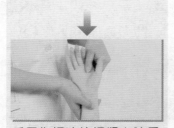

采用指揉法按揉肾上腺反射区1～2分钟，以局部酸痛为宜。

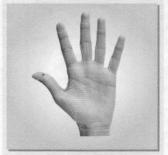

位于双手拇指指腹中央，大脑反射区深处。

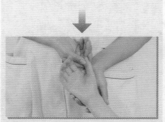

采用指揉法揉按垂体反射区1～2分钟，以局部酸痛为宜。

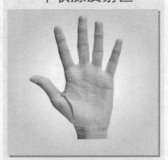

位于双手掌面第一掌骨近心端起至第一、第二掌骨之间，转向拇指方向至虎口边缘连成带状区域。

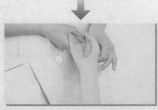

采用指揉法按揉甲状腺反射区1～2分钟，以局部酸痛为宜。

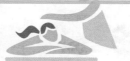

治疗哮喘的反射区解析

　　肾上腺反射区可祛风消炎；垂体反射区可调经统血；甲状腺反射区可清心安神、通经活络；内分泌反射区可调理经气；肺反射区可养肺护咽；耳背肺反射区可平喘止痛；肺及支气管反射区可散风活络、止咳化痰；胸部淋巴结反射区可消炎镇痛。配伍治病，疗效更佳。

耳部反射区

特效反射区包括内分泌反射区、肺反射区、耳背肺反射区。另外，再加上脾反射区（见101页）效果更佳。

1 第一步按这里	2 第二步按这里	3 第三步按这里
内分泌反射区	肺反射区	耳背肺反射区

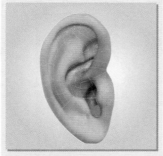

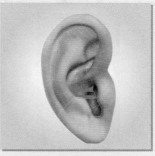

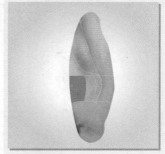

位于屏间切迹内，耳甲腔的底部，即耳甲18区。

位于心、气管区周围处，即耳甲14区。

位于耳背中内部，即耳背2区。

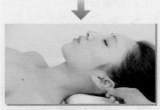

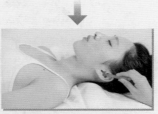

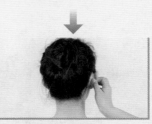

采用切按法切压内分泌反射区1~2分钟，以按摩部位发红或有酸胀感为宜。

采用切按法切压肺反射区1~2分钟，以按摩部位发红或有酸胀感为宜。

采用捏揉法揉动耳背肺反射区1~2分钟，以按摩部位发红或有酸胀感为宜。

呼吸系统疾病

呼吸系统疾病

对症食疗方

茶叶蜂蜜茶

材料：茶叶末6克，莜麦面120克，蜂蜜60克

制作：①将茶叶末、莜麦面、蜂蜜放于碗中，搅拌均匀。②一次取20克，用沸水冲泡代茶饮。

功效：茶叶有消炎解毒、止咳祛痰的作用；蜂蜜可润肺止咳。

足部反射区

特效反射区包括肺及支气管反射区、胸部淋巴结反射区、肾上腺反射区。另外，再加上甲状腺反射区（见078页）效果更佳。

1 第一步按这里
肺及支气管反射区

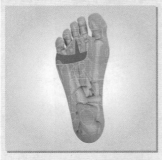

位于双足斜方肌反射区的近心端，自甲状腺反射区向外到肩反射区处约一横指宽的带状区。

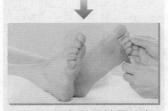

采用刮压法刮压肺及支气管反射区2～5分钟，以局部酸痛为宜。

2 第二步按这里
胸部淋巴结反射区

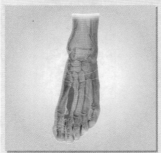

位于双足足背第一跖骨及第二跖骨间缝处。

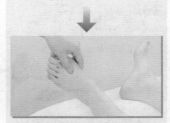

采用拇指指腹按压法按压胸部淋巴结反射区2～5分钟，以局部酸痛为宜。

3 第三步按这里
肾上腺反射区

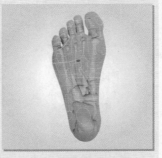

位于双足足底部，第二、三跖骨体之间，距离跖骨头近心端一拇指宽处，肾反射区前端。

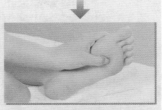

采用拇指指腹按压法按压肾上腺反射区2～5分钟，以局部酸痛为宜。

胸闷 |心中舒坦不阻塞|

呼吸系统疾病

胸闷，可轻可重，是一种主观感觉，一种自觉胸部闷胀及呼吸不畅的感觉。轻者可能是神经官能性的，即由心脏、肺功能失调引起，经西医诊断无明显器质病变。严重者为心肺二脏的疾患引起，可由冠心病、慢支炎、肺心病等导致，经西医诊断有明显器质病变。

手部反射区

特效反射区包括中冲穴，神门穴，肺、支气管反射区。

1 第一步按这里 ▼ 中冲穴	2 第二步按这里 ▼ 神门穴	3 第三步按这里 ▼ 肺、支气管反射区
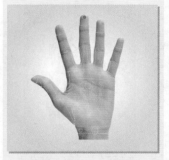	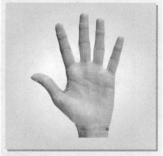	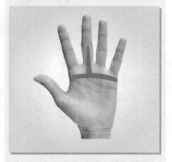
位于手中指末节尖端中央。	位于腕部，腕掌侧横纹尺侧端，尺侧腕屈肌腱的桡侧凹陷处。	位于双手掌面，横跨第二、第三、第四、第五掌骨，靠近掌指关节区域及中指第三节指骨。
▼	▼	▼
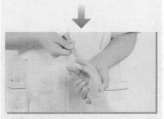	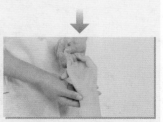	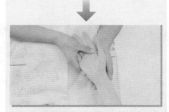
采用掐法掐按中冲穴1~2分钟，以局部酸痛为宜。	采用指揉法按揉神门穴1~2分钟，以局部酸痛为宜。	采用指按法按压肺及支气管反射区1~2分钟，均以局部酸痛为宜。

呼吸系统疾病

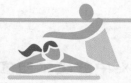

治疗胸闷的反射区解析

中冲穴能清心泻热、醒厥开窍；神门穴可安神通络；肺、支气管反射区可散风活络；胸椎反射区具有舒经活络的功效；交感反射区可和胃祛痛；心反射区可调经统血；胸（乳房）反射区可清心泻热、理气活络；生殖腺反射区可清热利湿。配伍治病，疗效更佳。

耳部反射区

特效反射区包括胸椎反射区、交感反射区、心反射区。

1 第一步按这里 ▼ 胸椎反射区

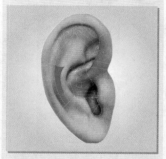

位于胸区后方，即对耳轮11区。

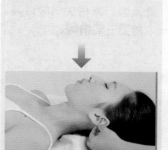

采用搓摩法搓摩胸椎反射区1～2分钟，以按摩部位发红或有酸胀感为宜。

2 第二步按这里 ▼ 交感反射区

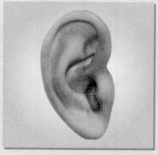

位于对耳轮下脚前端与耳轮内缘交界处，即对耳轮6区前端。

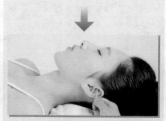

采用切按法切压交感反射区1～2分钟，以按摩部位发红或有酸胀感为宜。

3 第三步按这里 ▼ 心反射区

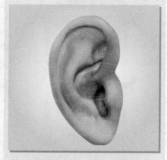

位于耳甲腔正中凹陷处，即耳甲15区。

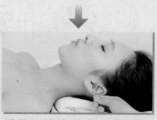

采用切按法切压心反射区1～2分钟，以按摩部位发红或有酸胀感为宜。

呼吸系统疾病

对症食疗方

杏仁粥

材料：杏仁10克，粳米50克，冰糖适量

制作：①杏仁去皮，研细，水煎去渣留汁。②汁液中加洗净的粳米50克，冰糖适量，加水煮粥，每日两次温热食用。

功效：杏仁可祛痰平喘、温肺止咳；粳米可除烦、补中气。

足部反射区

特效反射区包括心反射区、胸（乳房）反射区、生殖腺反射区。

1 第一步按这里
▼
心反射区

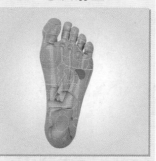

位于左足足底第四跖骨与第五跖骨前段之间，在肺反射区后方。

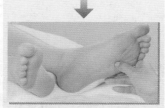

采用掐法掐按心反射区2～5分钟，以局部酸痛为宜。

2 第二步按这里
▼
胸（乳房）反射区

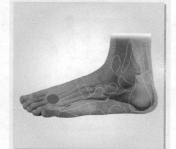

位于双足足背第二、三、四跖骨所形成的带状区域。

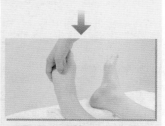

采用掐法掐按胸（乳房）反射区2～5分钟，以局部酸痛为宜。

3 第三步按这里
▼
生殖腺反射区

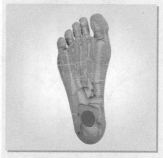

位于双足足底跟骨中央处。

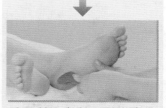

采用刮压法刮压生殖腺反射区2～5分钟，以局部酸痛为宜。

心脑血管疾病

头痛 ｜祛邪活络，拔除疼痛｜

　　头痛是临床常见的病症。痛感有轻有重，疼痛时间有长有短，形式也多种多样。常见的症状有胀痛、闷痛、针刺样痛，部分伴有血管搏动感及头部紧箍感，以及发热、头晕、肢体困重等症状。头痛的发病原因繁多，如神经痛、脑血管疾病、五官疾病等均可导致头痛。

手部反射区

　　特效反射区包括大脑反射区、额窦反射区、颈项反射区。另外，再加上颈肩区反射区（见148页）效果更佳。

1 第一步按这里	**2** 第二步按这里	**3** 第三步按这里
▼ **大脑反射区**	▼ **额窦反射区**	▼ **颈项反射区**
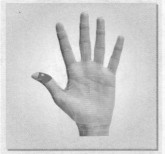	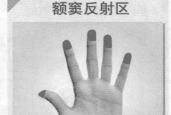	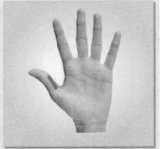
位于双手掌面拇指指腹全部。	位于双手掌面，十指顶端约1厘米范围内。	位于双手拇指近节掌面和背侧。
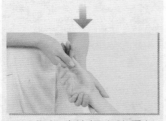	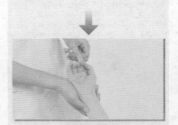	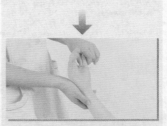
采用指揉法按揉大脑反射区1~2分钟，以局部酸痛为宜。	采用指揉法按揉额窦反射区1~2分钟，以局部酸痛为宜。	采用指揉法按揉颈项反射区1~2分钟，以局部酸痛为宜。

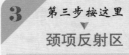

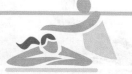

治疗头痛的反射区解析

　　大脑反射区可清热解表、苏厥开窍；额窦反射区可镇静止痛、通经活络；颈项反射区可醒脑止痛、舒筋活络；枕反射区有清心安神的功效；交感反射区可活络祛痛；额反射区可养心安神；三叉神经反射区可醒脑止痛、舒经活络；胃反射区可通经活络。配伍治病，疗效更佳。

心脑血管疾病

耳部反射区

特效反射区包括枕反射区、交感反射区、额反射区。

1 第一步按这里 ▼ 枕反射区	2 第二步按这里 ▼ 交感反射区	3 第三步按这里 ▼ 额反射区

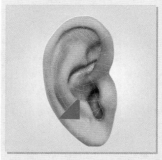

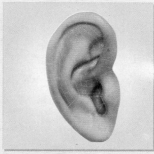

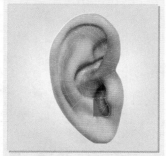

位于对耳屏外侧面的后部，即对耳屏3区。

位于对耳轮下脚前端与耳轮内缘交界处，即对耳轮6区前端。

位于对耳屏外侧面的前部，即对耳屏1区。

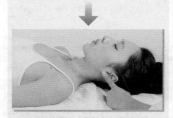

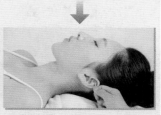

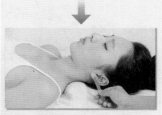

采用搓摩法搓摩枕反射区1~2分钟，以按摩部位发红或有酸胀感为宜。

采用搓摩法搓摩交感反射区1~2分钟，以按摩部位发红或有酸胀感为宜。

采用搓摩法搓摩额反射区1~2分钟，以局部酸痛为宜。

心脑血管疾病

对症食疗方

薏米半夏汤

材料：薏米25克，半夏15克，百合10克，冰糖少许

制作：①将半夏、薏米、百合洗净，一同放入锅中。②在锅中注入清水1000毫升，煮至薏米熟烂，最后加入冰糖，再稍煮片刻即可。

功效：解表祛邪、散寒止痛。

足部反射区

特效反射区包括三叉神经反射区、胃反射区、颈项反射区。

1 第一步按这里 ▼ 三叉神经反射区

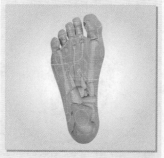

位于双足拇趾近第二趾的外侧。

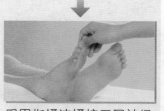

采用指揉法揉按三叉神经反射区2~5分钟，以局部酸痛为宜。

2 第二步按这里 ▼ 胃反射区

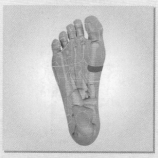

位于双足足底第一跖骨中部，甲状腺反射区下约一横指宽。

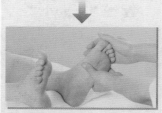

采用拇指指腹按压法按压胃反射区2~5分钟，以局部酸痛为宜。

3 第三步按这里 ▼ 颈项反射区

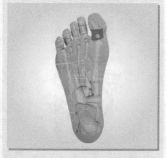

位于双足拇趾根部横纹处。

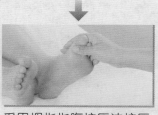

采用拇指指腹按压法按压颈项反射区2~5分钟，以局部酸痛为宜。

偏头痛 ｜通络止痛头轻松｜

心脑血管疾病

偏头痛是临床常见的原发性头痛，是一种常见的慢性神经血管性疾患，临床以发作性中重度搏动样头痛为主要表现。头痛多为偏侧，可伴有恶心、呕吐等症状，多起病于儿童和青春期，常有遗传背景。另外一些环境和精神因素如紧张、情绪激动等均可导致偏头痛。

手部反射区

特效反射区包括大脑反射区、肝反射区、肾反射区。另外，再加上合谷穴（见046页）效果更佳。

1 第一步按这里	**2** 第二步按这里	**3** 第三步按这里
▼ 大脑反射区	▼ 肝反射区	▼ 肾反射区
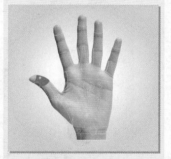	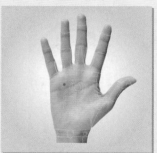	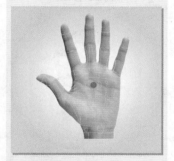
位于双手掌面拇指指腹全部。	位于右手的掌面，第四、第五掌骨体之间近掌骨头处。	位于双手的中央区域，第三掌骨中点，相当于劳宫穴的位置。
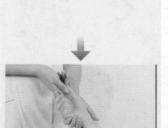	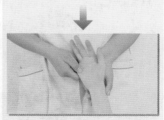	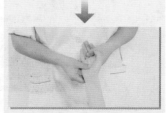
采用指揉法按揉大脑反射区1~2分钟，以局部酸痛为宜。	采用指揉法按揉肝反射区1~2分钟，以局部酸痛为宜。	采用指揉法按揉肾反射区1~2分钟，以局部酸痛为宜。

心脑血管疾病

治疗偏头痛的反射区解析

　　大脑反射区可清热解表；肝反射区可疏肝利胆、调理经气；肾反射区可补肾强腰；枕反射区可清心安神；神门反射区可舒筋通络；耳背肾反射区可固本培元；三叉神经反射区可醒脑止痛、舒经活络；小脑及脑干反射区可清热散风；颈项反射区可醒脑止痛、舒经活络。配伍治病，疗效更佳。

耳部反射区

特效反射区包括枕反射区、神门反射区、耳背肾反射区。

1 第一步按这里 ▼ 枕反射区	2 第二步按这里 ▼ 神门反射区	3 第三步按这里 ▼ 耳背肾反射区
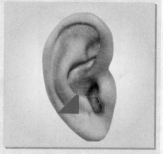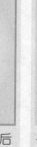	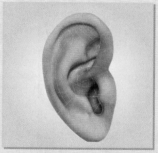	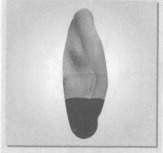
位于对耳屏外侧面的后部，即对耳屏3区。	位于三角窝后1/3的上部，即三角窝4区。	位于耳背下部，即耳背5区。
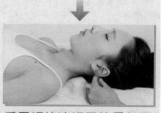	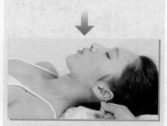	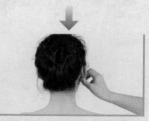
采用切按法切压枕反射区1～2分钟，以按摩部位发红或有酸胀感为宜。	采用切按法切压神门反射区1～2分钟，以按摩部位发红或有酸胀感为宜。	采用捏揉法揉动耳背肾反射区1～2分钟，以按摩部位发红或有酸胀感为宜。

心脑血管疾病

对症食疗方

芹菜粥

材料：连根芹菜12克，粳米250克

制作：①将粳米淘洗后，放入锅中，加入适量水，熬煮成粥。②将芹菜连根洗净后切碎，放入粥中煮沸即可。

功效：芹菜具有清热除烦、平肝降压、镇静安神、养血补虚的作用；粳米除烦解渴、补中益气。

足部反射区

特效反射区包括三叉神经反射区、小脑及脑干反射区、颈项反射区。

1 第一步按这里 ▼ 三叉神经反射区	2 第二步按这里 ▼ 小脑及脑干反射区	3 第三步按这里 ▼ 颈项反射区
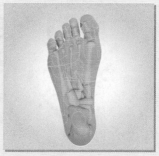	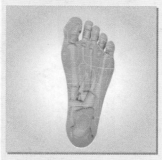	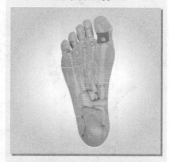
位于双足拇趾近第二趾的外侧，小脑反射区的前方。	位于双拇趾根部外侧靠近第二节趾骨处。	位于双足拇趾根部横纹处。
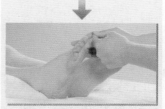	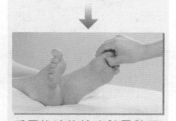	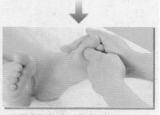
采用单食指叩拳法顶压三叉神经反射区2～5分钟，以局部酸痛为宜。	采用掐法掐按小脑及脑干反射区2～5分钟，以局部酸痛为宜。	采用单食指叩拳法顶压颈项反射区2～5分钟，以局部酸痛为宜。

心脑血管疾病

头晕 | 穴位治晕效果好 |

头晕是一种常见的脑部功能性障碍，表现为头昏、头涨、头重脚轻、脑内摇晃、眼花等。头晕可由多种原因引起，常见于发热性疾病、高血压病、贫血、低血压等。人体五脏六腑在手部、足部和耳部都有对应点，常按摩手足耳可增强血运、疏通经络，有效缓解头晕。

手部反射区 |

特效反射区包括耳反射区、三叉神经反射区、前谷穴。另外，再加上关冲穴（见046页）效果更佳。

1 第一步按这里 ▼ 耳反射区	2 第二步按这里 ▼ 三叉神经反射区	3 第三步按这里 ▼ 前谷穴
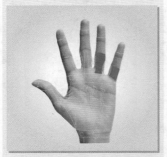	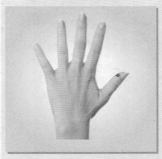	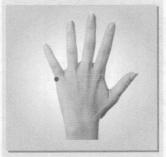
位于双手手掌和手背第四、第五指指根部。	位于双手掌面，拇指指腹尺侧缘远端，即拇指末节指腹远端1/2尺侧缘。	位于手掌尺侧，微握拳，当小指本节（第五指掌关节）前的掌指横纹头赤白肉际处。
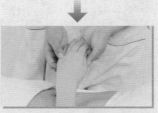	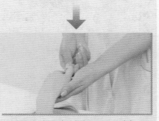	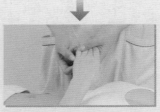
采用指按法按压耳反射区1～2分钟，以局部酸痛为宜。	采用指揉法按揉三叉神经反射区1～2分钟，以局部酸痛为宜。	采用掐法掐按前谷穴1～2分钟，以局部酸痛为宜。

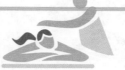

治疗头晕的反射区解析

　　耳反射区、内耳反射区可醒脑聪耳；三叉神经反射区可祛风止痛、舒经活络；前谷穴可清利头目、安神定志；脑干反射区可安神定志；心反射区可调经统血；内耳迷路反射区能够清热祛火；肾反射区可益气补血。配伍治病，疗效更佳。

耳部反射区

特效反射区包括内耳反射区、脑干反射区、心反射区。另外，再加上胃反射区（见080页）效果更佳。

1 第一步按这里 ▼ 内耳反射区	2 第二步按这里 ▼ 脑干反射区	3 第三步按这里 ▼ 心反射区
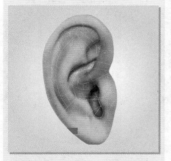	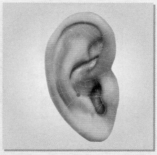	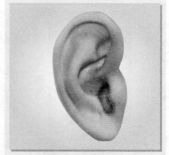
位于耳垂正面后中部，即耳垂6区。	位于轮屏切迹处，即对耳屏3、4区之间。	位于耳甲腔正中凹陷处，即耳甲15区。
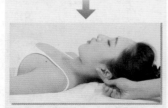	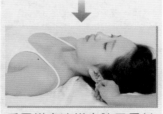	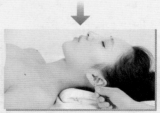
采用切按法切压内耳反射区1~2分钟，以按摩部位发红或有酸胀感为宜。	采用搓摩法搓摩脑干反射区1~2分钟，以按摩部位发红或有酸胀感为宜。	采用切按法切压心反射区1~2分钟，以按摩部位发红或有酸胀感为宜。

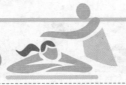

对症食疗方

首乌红枣粥

材料：何首乌30克，红枣3枚，粳米100克，冰糖适量

制作：①何首乌洗净入砂锅，加水500毫升煎取浓汁后去渣。②将粳米、红枣洗净，与冰糖一同放入锅中，倒入药汁，同煮成粥即可。

功效：益气补血、滋养肝肾。

足部反射区

特效反射区包括耳反射区、内耳迷路反射区、肾反射区。另外，再加上膀胱反射区（见078页）效果更佳。

1 第一步按这里 ▼ 耳反射区

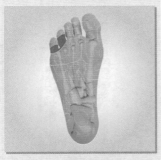

位于双足第四趾与第五趾中部和根部，包括足底和足背两处。

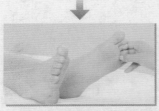

采用掐法掐按耳反射区2~5分钟，以局部酸痛为宜。

2 第二步按这里 ▼ 内耳迷路反射区

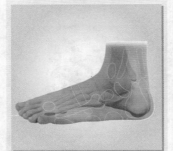

位于双足足背第四跖骨和第五跖骨骨缝的前端，止于第四、五跖趾关节。

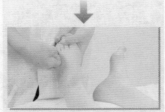

采用单食指叩拳法顶压内耳迷路反射区2~5分钟，以局部酸痛为宜。

3 第三步按这里 ▼ 肾反射区

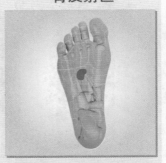

位于双足足底部，第二跖骨与第三跖骨体之间，近跖骨底处，蜷足时中央凹陷处。

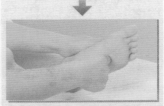

采用单食指叩拳法顶压肾反射区2~5分钟，以局部酸痛为宜。

高血压 ｜疏通经络降血压｜

心脑血管疾病

　　高血压是以动脉血压升高为主要临床表现的慢性全身性血管性疾病，血压高于140/90毫米汞柱即可诊断为高血压。本病早期无明显症状，部分患者会出现头晕、头痛、心悸、失眠、耳鸣、乏力、颜面潮红或肢体麻木等不适表现。

手部反射区

特效反射区包括血压区反射区、甲状腺反射区、肾上腺反射区。另外，再加上膀胱反射区（见079页）、腹腔神经丛反射区（见094页）效果更佳。

1 第一步按这里 ▼ 血压区反射区	**2** 第二步按这里 ▼ 甲状腺反射区	**3** 第三步按这里 ▼ 肾上腺反射区
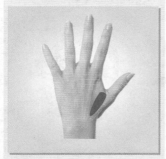	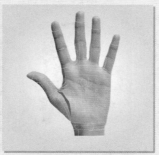	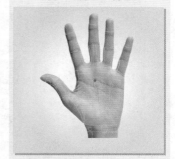
位于双手手背，由第一掌骨、阳溪穴、第二掌骨所包围的区域，以及食指近节指骨近端1/2的桡侧。	位于双手掌面第一掌骨近心端起至第一、第二掌骨之间，转向拇指方向至虎口边缘连成带状区域。	位于双手掌面第二、第三掌骨之间，距离第二、第三掌骨头1.5～2厘米处。
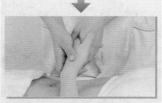	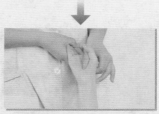	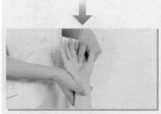
采用指揉法按揉血压区反射区1～2分钟，以局部酸痛为宜。	采用指揉法按揉甲状腺反射区1～2分钟，以局部酸痛为宜。	采用指揉法按揉肾上腺反射区1～2分钟，以局部酸痛为宜。

心脑血管疾病

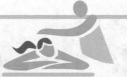

治疗高血压的反射区解析

　　血压区反射区可醒神安神、熄风止痉；甲状腺反射区可清心安神、通经活络；肾上腺反射区可祛风消炎；耳背沟反射区可舒畅血管；神门反射区可舒筋通络；肾上腺反射区可清热通络；腹腔神经丛反射区可调经统血、健脾回阳；肝反射区可调理经气；内耳迷路反射区可清热祛火。配伍治病，疗效更佳。

耳部反射区

特效反射区包括耳背沟反射区、神门反射区、肾上腺反射区。另外，再加上耳尖反射区（见113页）效果更佳。

1 第一步按这里	2 第二步按这里	3 第三步按这里
耳背沟反射区	**神门反射区**	**肾上腺反射区**

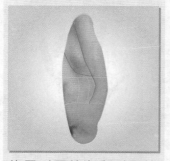

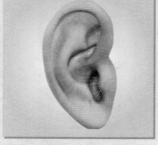

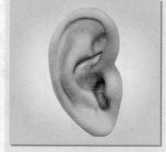

位于对耳轮沟和对耳轮上、下脚沟处。

位于三角窝后1/3的上部，即三角窝4区。

位于耳屏游离缘下部尖端，即耳屏2区后缘处。

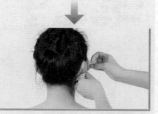

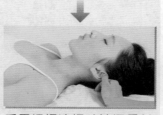

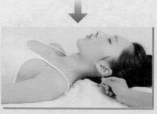

采用切按法切压耳背沟反射区1～2分钟，以按摩部位发红或有酸胀感为宜。

采用捏揉法揉动神门反射区1～2分钟，以按摩部位发红或有酸胀感为宜。

采用切按法切压肾上腺反射区1～2分钟，以按摩部位发红或有酸胀感为宜。

对症食疗方

菊槐降压绿茶

材料：菊花、槐花、绿茶各3克

制作：①将菊花、槐花、绿茶同置茶杯中，用滚水冲泡。②将杯盖盖上，闷泡10分钟后即可饮用。

功效：槐花能保持血管正常抵抗力，减少血管通透性；菊花可疏风、清热；绿茶可保护心血管。

足部反射区

特效反射区包括腹腔神经丛反射区、肝反射区、内耳迷路反射区。另外，再加上肾反射区（见114页）效果更佳。

1 第一步按这里	2 第二步按这里	3 第三步按这里
▼	▼	▼
腹腔神经丛反射区	**肝反射区**	**内耳迷路反射区**
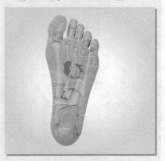	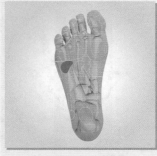	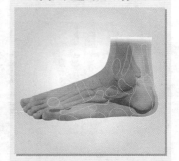
位于双足足底第二至四跖骨体处，分布于肾反射区周围的椭圆区域。	位于右足足底第四跖骨与第五跖骨前段之间，位于肺反射区的后方及足背上与该区域相对应的位置。	位于双足足背第四跖骨和第五跖骨骨缝的前端，止于第四、五跖趾关节。
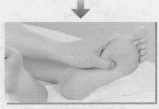	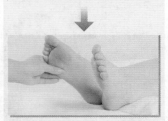	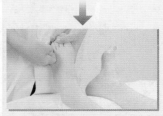
采用掐法掐按腹腔神经丛反射区2～5分钟，以局部酸痛为宜。	采用拇指指腹按压法按压肝反射区2～5分钟，以局部酸痛为宜。	采用单食指扣拳法顶压内耳迷路反射区2～5分钟，以局部酸痛为宜。

心脑血管疾病

低血压 |补肝补肾调血压|

低血压指血压降低引起的一系列症状，部分人群无明显症状，病情轻微者可有头晕、头痛、食欲不振、疲劳、脸色苍白等，严重者会出现直立性眩晕、四肢冰凉、心律失常等症状。这些症状主要因血压下降，血液循环缓慢，影响组织细胞氧气和营养的供应引起的。

手部反射区

特效反射区包括脾反射区、肾上腺反射区、内耳迷路反射区。另外，再加上血压区反射区（见067页）效果更佳。

1 第一步按这里 ▼ 脾反射区	2 第二步按这里 ▼ 肾上腺反射区	3 第三步按这里 ▼ 内耳迷路反射区
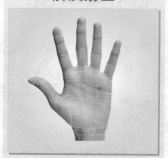	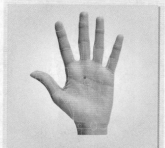	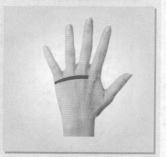
位于左手掌面第四、第五掌骨间（中段远端），横膈膜反射区与横结肠反射区之间。	位于双手掌面第二、第三掌骨之间，距离第二、第三掌骨头1.5～2厘米处。	位于双手背侧，第三、第四、第五掌指关节之间，第三、第四、第五指根部接合部。
↓	↓	↓
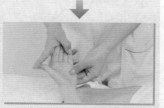	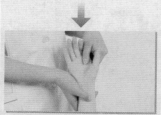	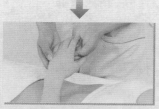
采用指揉法按揉脾反射区1～2分钟，以局部酸痛为宜。	采用指揉法按揉肾上腺反射区1～2分钟，以局部酸痛为宜。	采用指按法按压内耳迷路反射区1～2分钟，以局部酸痛为宜。

心脑血管疾病

治疗低血压的反射区解析

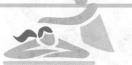

　　脾反射区可助阳健脾、通经活络；肾上腺反射区可祛风消炎；内耳迷路反射区可清热祛火；血压区反射区可醒神安神、熄风止痉；肝反射区可疏肝利胆、调理经气；皮质下反射区可通经活络；心反射区可调经统血；生殖腺反射区可清热利湿；胸（乳房）反射区可清心泻热、理气活络。配伍治病，疗效更佳。

耳部反射区

特效反射区包括肝反射区、皮质下反射区、心反射区。

1 第一步按这里	**2** 第二步按这里	**3** 第三步按这里
肝反射区	**皮质下反射区**	**心反射区**
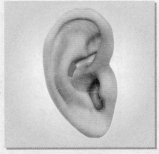	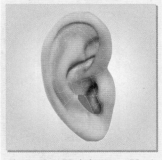	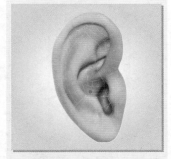
位于耳甲艇的后下部，即耳甲12区。	位于对耳屏内侧面，即对耳屏4区。	位于耳甲腔正中凹陷处，即耳甲15区。
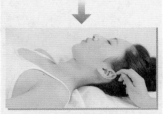	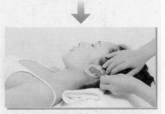	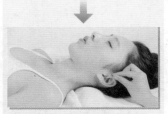
采用切按法切压肝反射区1～2分钟，以按摩部位发红或有酸胀感为宜。	采用刮拭法刮拭皮质下反射区1～2分钟，以按摩部位发红或有酸胀感为宜。	采用切按法切压心反射区1～2分钟，以按摩部位发红或有酸胀感为宜。

心脑血管疾病

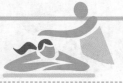

对症食疗方

人参莲子粥

材料：大米、人参、莲子各10克，冰糖30克

制作：①将人参、莲子、大米洗净放入锅中。②加入适量水煮沸后，加入冰糖，改为小火，煮熟即可。

功效：人参能大补元气、安神益智；莲子能清心安神。

足部反射区

特效反射区包括内耳迷路反射区、生殖腺反射区、胸（乳房）反射区。

1 第一步按这里 ▼ 内耳迷路反射区	2 第二步按这里 ▼ 生殖腺反射区	3 第三步按这里 ▼ 胸（乳房）反射区
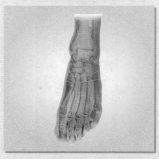	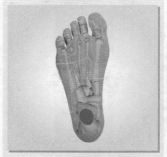	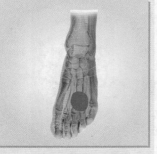
位于双足足背第四跖骨和第五跖骨骨缝的前端，止于第四、五跖趾关节。	位于双足足底跟骨中央处。	位于双足足背第二、三、四跖骨所形成的带状区域。
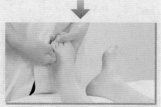	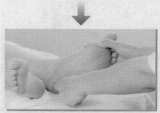	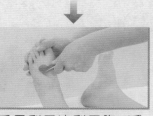
采用单食指叩拳法顶压内耳迷路反射区2~5分钟，以局部酸痛为宜。	采用单食指叩拳法顶压生殖腺反射区2~5分钟，以局部酸痛为宜。	采用刮压法刮压胸（乳房）反射区2~5分钟，以局部酸痛为宜。

冠心病 |畅通心脉不气滞|

冠心病是由冠状动脉发生粥样硬化，导致心肌缺血的疾病，是中老年人心血管疾病中最常见的一种。在临床上冠心病主要特征为心绞痛、心律不齐、心肌梗死及心力衰竭等。中医认为本病主要是因"气滞血瘀"所致，与心、肝、脾、肾诸脏功能失调有关。

手部反射区

特效反射区包括心脏反射区、肾反射区、神门穴。

1 第一步按这里 ▼ 心脏反射区	**2** 第二步按这里 ▼ 肾反射区	**3** 第三步按这里 ▼ 神门穴
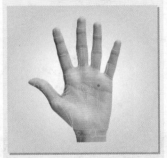	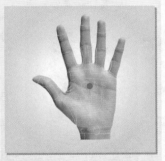	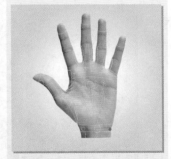
位于左手尺侧，手掌及手背第四、第五掌骨之间，近掌骨头处。	位于双手的中央区域，第三掌骨中点，相当于劳宫穴的位置。	位于腕部，腕掌侧横纹尺侧端，尺侧腕屈肌腱的桡侧凹陷处。
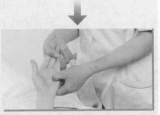	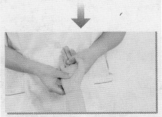	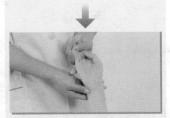
采用掐法掐按心脏反射区1~2分钟，以局部酸痛为宜。	采用指揉法按揉肾反射区1~2分钟，以局部酸痛为宜。	采用指揉法按揉神门穴1~2分钟，以局部酸痛为宜。

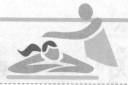

治疗冠心病的反射区解析

　　心脏反射区可理气止痛、调经统血、强心通脉；肾反射区可补肾强腰；神门穴有安神通络的作用；神门反射区可舒筋通络；耳背心反射区、枕反射区可清心安神；大脑反射区可清热解表、苏厥开窍；小肠反射区可清胃泻火、理气止痛。配伍治病，疗效更佳。

耳部反射区

特效反射区包括神门反射区、心反射区、耳背心反射区。另外，再加上枕反射区（见077页）效果更佳。

1 第一步按这里	**2** 第二步按这里	**3** 第三步按这里
▼	▼	▼
神门反射区	**心反射区**	**耳背心反射区**

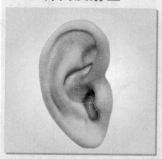 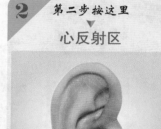 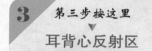 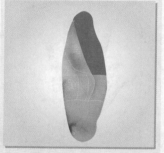

位于三角窝后1/3的上部，即三角窝4区。

位于耳甲腔正中凹陷处，即耳甲15区。

位于耳背上部，即耳背1区。

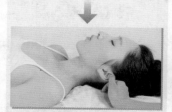 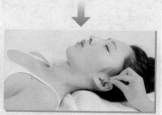 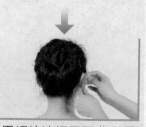

采用捏揉法揉动神门反射区1～2分钟，以按摩部位发红或有酸胀感为宜。

采用切按法切压心反射区1～2分钟，以按摩部位发红或有酸胀感为宜。

采用切按法切压耳背心反射区1～2分钟，以按摩部位发红或有酸胀感为宜。

心脑血管疾病

心脑血管疾病

对症食疗方

桃仁山楂茶

材料：桃仁6克，山楂12克，陈皮3克

制作：①将桃仁、山楂、陈皮洗净，放入杯中，倒进适量沸水。②盖上杯盖，闷15分钟，放凉即可饮用。

功效：桃仁能破血行瘀；山楂可活血化瘀，具有降血脂、强心等作用；陈皮能增强心肌收缩力。

足部反射区

特效反射区包括心反射区、大脑反射区、小肠反射区。

1 第一步按这里	2 第二步按这里	3 第三步按这里
心反射区	大脑反射区	小肠反射区

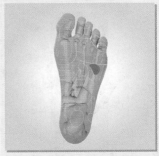

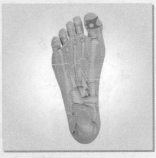

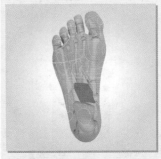

位于左足足底第四跖骨与第五跖骨前段之间，在肺反射区后方。

位于双脚拇趾趾腹全部。

位于双足足底中部凹入区域，被升结肠、横结肠、降结肠、乙状结肠及直肠等反射区所包围。

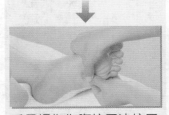

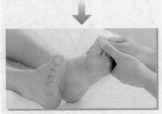

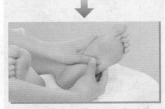

采用拇指指腹按压法按压心反射区2～5分钟，以局部酸痛为宜。

采用拇指指腹按压法按压大脑反射区2～5分钟，以局部酸痛为宜。

采用拇指指腹按压法按压小肠反射区2～5分钟，以局部酸痛为宜。

消化系统疾病

恶心 |和胃理气消诸邪|

恶心是一种可以引起呕吐冲动的胃内不适感，常为呕吐的前驱感觉，但也可单独出现，主要表现为上腹部的特殊不适感，常伴有头晕、流涎、血压降低等迷走神经兴奋症状。进行手足耳按摩，能够有效缓解恶心不适。

手部反射区

特效反射区包括横膈膜反射区、大陵穴、胃反射区。另外，再加上甲状腺反射区（见067页）、输尿管反射区（见023页）效果更佳。

1 第一步按这里	**2** 第二步按这里	**3** 第三步按这里
▼ **横膈膜反射区**	▼ **大陵穴**	▼ **胃反射区**
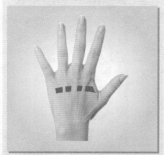	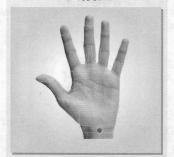	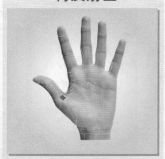
位于双手背侧，横跨第二、第三、第四、第五掌骨中点的带状区域。	位于腕掌横纹的中点处，当掌长肌腱与桡侧腕屈肌腱之间。	位于双手第一掌骨体远端。
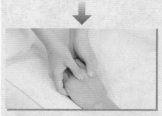	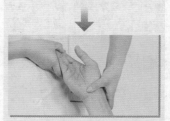	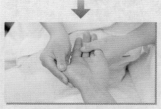
采用指按法按压横膈膜反射区1~2分钟，以局部酸痛为宜。	采用指揉法按揉大陵穴1~2分钟，以局部酸痛为宜。	采用指揉法按揉胃反射区1~2分钟，以局部酸痛为宜。

治疗恶心的反射区解析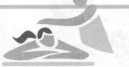

横膈膜反射区可健脾和胃助消化；大陵穴可宁心安神、和胃通络；胃反射区可理气和胃、通经活络；心反射区可调经统血；枕反射区可清心安神；三焦反射区可调利三焦；肾上腺反射区可祛风消炎；膀胱反射区可活血通络；甲状腺反射区可清心安神、通经活络。配伍治病，疗效更佳。

消化系统疾病

耳部反射区

特效反射区包括心反射区、枕反射区、三焦反射区。另外，再加上内分泌反射区（见089页）效果更佳。

1 第一步按这里 ▼ 心反射区	**2** 第二步按这里 ▼ 枕反射区	**3** 第三步按这里 ▼ 三焦反射区

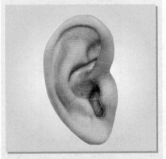

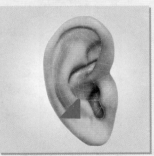

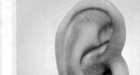

位于耳甲腔正中凹陷处，即耳甲15区。

位于对耳屏外侧面的后部，即对耳屏3区。

位于外耳门后下，肺与内分泌区之间，即耳甲17区。

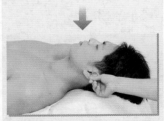

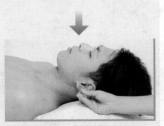

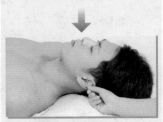

采用搓摩法搓摩心反射区1～2分钟，以按摩部位发红或有酸胀感为宜。

采用搓摩法搓摩枕反射区1～2分钟，以按摩部位发红或有酸胀感为宜。

采用搓摩法搓摩三焦反射区1～2分钟，以按摩部位发红或有酸胀感为宜。

消化系统疾病

对症食疗方

萝卜蜂蜜泥

材料：萝卜1个，蜂蜜50克

制作：①将萝卜洗净切丝后，捣烂成泥，置于碗中。②拌上适量蜂蜜即可。

功效：萝卜可下气消食、解毒生津；蜂蜜可和胃化痰、滋阴润肺，提高免疫力。合用可健脾、和中、养胃，长期食用可缓解恶心。

足部反射区

特效反射区包括肾上腺反射区、膀胱反射区、甲状腺反射区。另外，再加上脑垂体反射区（见180页）效果更佳。

1 第一步按这里 ▼ 肾上腺反射区

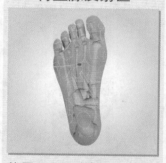

位于双足足底部，第二、三跖骨体之间，距离跖骨头近心端一拇指宽处，肾反射区前端。

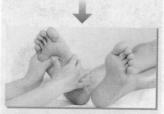

采用拇指指腹按压法按压肾上腺反射区2~5分钟，以局部酸痛为宜。

2 第二步按这里 ▼ 膀胱反射区

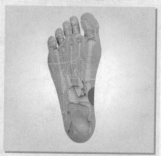

位于双足脚掌底面与脚掌内侧交界处，足跟前方。

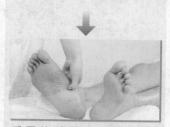

采用掐法掐按膀胱反射区2~5分钟，以局部酸痛为宜。

3 第三步按这里 ▼ 甲状腺反射区

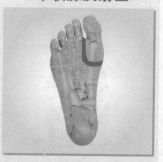

位于双足足底第一跖骨与第二跖骨之间前半部，并转而横跨第一跖骨中部，呈"L"形带状。

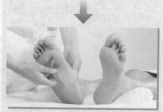

采用刮压法刮压甲状腺反射区2~5分钟，以局部酸痛为宜。

呃逆　| 补中益气治打嗝 |

消化系统疾病

呃逆，俗称"打嗝"，是指气从胃中上逆，喉间频频作声，声音急而短促的症状。生活中，饮食过饱、饮食习惯不良、吞咽动作过多等，都会引起呃逆。一般来讲呃逆会自行消失，而对于顽固性呃逆，以中医理疗法进行治疗，能取得良好的治疗功效。

手部反射区

特效反射区包括横膈膜反射区、十二指肠反射区、膀胱反射区。另外，再加上胃脾大肠区反射区（见082页）、输尿管反射区（见023页）效果更佳。

1 第一步按这里　横膈膜反射区

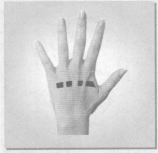

位于双手背侧，横跨第二、第三、第四、第五掌骨中点的带状区域。

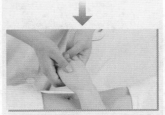

采用指按法按压横膈膜反射区1~2分钟，以局部酸痛为宜。

2 第二步按这里　十二指肠反射区

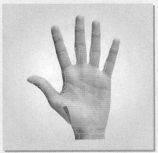

位于双手掌面，第一掌骨体近端，胰腺反射区下方的区域。

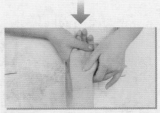

采用指揉法按揉十二指肠反射区1~2分钟，以局部酸痛为宜。

3 第三步按这里　膀胱反射区

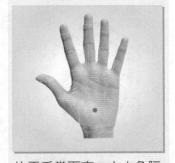

位于手掌下方，大小鱼际交接处的凹陷中，其下为头状骨骨面。

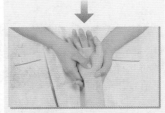

采用指揉法按揉膀胱反射区1~2分钟，以局部酸痛为宜。

消化系统疾病

治疗呃逆的反射区解析

横膈膜反射区可健脾和胃、助消化；十二指肠反射区可和胃行水、理气止痛；膀胱反射区可活血通络；胃反射区可和胃降逆；交感反射区可和胃祛痛；皮质下反射区可通经活络；颈项反射区可舒筋活络；肺及支气管反射区可散风活络、止咳化痰；心反射区可理气止痛、强心通脉。配伍治病，疗效更佳。

耳部反射区

特效反射区包括胃反射区、交感反射区、皮质下反射区。另外，再加上肾上腺反射区（见107页）效果更佳。

1 第一步按这里 ▼ 胃反射区	2 第二步按这里 ▼ 交感反射区	3 第三步按这里 ▼ 皮质下反射区
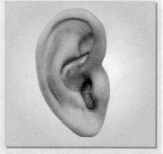	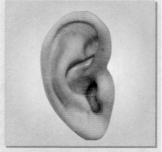	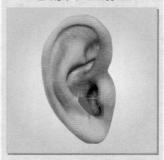
位于耳轮脚消失处，即耳甲4区。	位于对耳轮下脚前端与耳轮内缘交界处，即对耳轮6区前端。	位于对耳屏内侧面，即对耳屏4区。
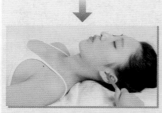	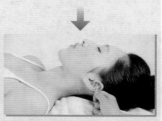	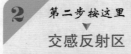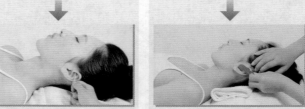
采用切按法切压胃反射区1～2分钟，以按摩部位发红或有酸胀感为宜。	采用切按法切压交感反射区1～2分钟，以按摩部位发红或有酸胀感为宜。	采用刮拭法刮拭皮质下反射区1～2分钟，以按摩部位发红或有酸胀感为宜。

消化系统疾病

对症食疗方

百合麦冬汤

材料：百合30克，麦冬15克，猪瘦肉50克，调味品适量

制作：①将百合、麦冬洗净；猪瘦肉洗净切好，一同入锅，加入适量清水。②将锅置于火上，武火煮沸，转文火烹煮20分钟，加调味品即成。

功效：润肺降气、和胃降逆。

足部反射区

特效反射区包括颈项反射区、肺及支气管反射区、心反射区。另外，再加上脑垂体反射区（见180页）效果更佳。

1 第一步按这里 ▼ 颈项反射区	2 第二步按这里 ▼ 肺及支气管反射区	3 第三步按这里 ▼ 心反射区
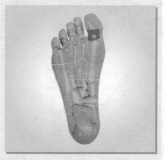	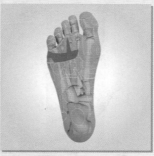	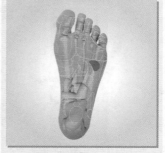
位于双足拇趾根部横纹处。	位于双足斜方肌反射区的近心端，自甲状腺反射区向外到肩反射区处约一横指宽的带状区。	位于左足足底第四跖骨与第五跖骨前段之间，在肺反射区后方。
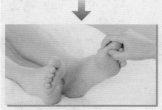	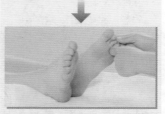	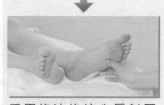
采用掐法掐按颈项反射区2～5分钟，以局部酸痛为宜。	采用单食指叩拳法顶压肺及支气管反射区2～5分钟，以局部酸痛为宜。	采用掐法掐按心反射区2～5分钟，以局部酸痛为宜。

消化系统疾病

腹胀 ｜排除胀气消化好｜

腹胀是一种常见的消化系统症状，引起腹胀的原因主要见于胃肠道胀气、各种原因所致的腹水、腹腔肿瘤等。正常人胃肠道内可有少量气体，当咽入胃内空气过多或消化吸收功能不良导致胃肠道内产气过多，而肠道内的气体又不能从肛门排出体外时，则可导致腹胀。

手部反射区

特效反射区包括胆囊反射区、小肠反射区、胃脾大肠区反射区。另外，再加上肾反射区（见109页）、肾上腺反射区（见109页）效果更佳。

1 第一步按这里 ▼	**2** 第二步按这里 ▼	**3** 第三步按这里 ▼
胆囊反射区	小肠反射区	胃脾大肠区反射区

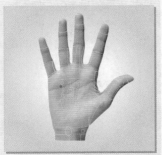

位于右手的手掌面及背侧，第四、第五掌骨之间，紧靠肝反射区的腕侧的第四掌骨处。

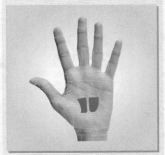

位于双手掌心中部凹陷处，各结肠反射区所包围的区域。

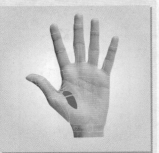

位于手掌面，第一、第二掌骨之间的椭圆形区域。

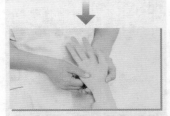

采用指揉法按揉胆囊反射区1~2分钟，以局部酸痛为宜。

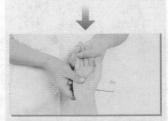

采用指揉法按揉小肠反射区1~2分钟，以局部酸痛为宜。

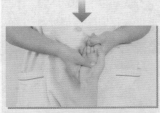

采用指揉法按揉胃脾大肠区反射区1~2分钟，以局部酸痛为宜。

消化系统疾病

治疗腹胀的反射区解析

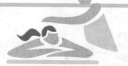

　　胆囊反射区可利胆疏肝、降逆和胃；小肠反射区可清胃泻火、理气止痛；胃脾大肠区反射区可健脾利湿、散寒止痛；大肠反射区可消食通便、调理气血；胃反射区可和胃降逆；腹腔神经丛反射区可调经统血、健脾回阳；肝反射区可疏肝利胆、调理经气；脾反射区可健脾化湿、理气解痉。配伍治病，疗效更佳。

耳部反射区

特效反射区包括大肠反射区、胃反射区、脾反射区。另外，再加上肺反射区（见050页）效果更佳。

1 第一步按这里	2 第二步按这里	3 第三步按这里
▼ 大肠反射区	▼ 胃反射区	▼ 脾反射区

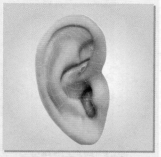
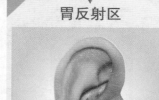
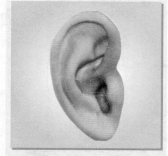

位于耳轮脚及部分耳轮与AB线之间的前1/3处，即耳甲7区。	位于耳轮脚消失处，即耳甲4区。	位于BD线下方，耳甲腔的后上部，即耳甲13区。

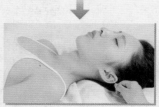
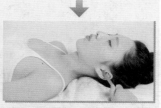
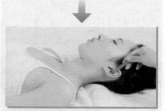

采用切按法切压大肠反射区1～2分钟，以按摩部位发红或有酸胀感为宜。	采用切按法切压胃反射区1～2分钟，以按摩部位发红或有酸胀感为宜。	采用搓摩法搓摩脾反射区1～2分钟，以按摩部位发红或有酸胀感为宜。

消化系统疾病

对症食疗方

玫瑰橘子水

材料：干橘子皮2克，干玫瑰花1克

制作：①将橘子皮和玫瑰花洗净，橘子皮切丝备用。②将材料一同放入杯中，倒入适量沸水。③盖上杯盖，闷5～10分钟，放凉饮用。

功效：橘子皮用于脾胃气滞、胸腹胀闷；玫瑰花可理气解郁。

足部反射区

特效反射区包括腹腔神经丛反射区、肝反射区、脾反射区。另外，再加上十二指肠反射区（见087页）效果更佳。

1 第一步按这里 ▼ 腹腔神经丛反射区

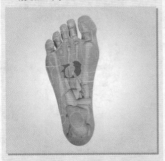

位于双足足底第二至四跖骨体处，分布于肾反射区周围的椭圆区域。

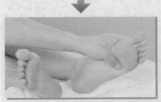

采用拇指指腹按压法按压腹腔神经丛反射区2～5分钟，以局部酸痛为宜。

2 第二步按这里 ▼ 肝反射区

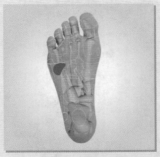

位于右足足底第四跖骨与第五跖骨前段之间，位于肺反射区的后方及足背上与该区域相对应的位置。

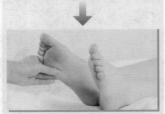

采用拇指指腹按压法按压肝反射区2～5分钟，以局部酸痛为宜。

3 第三步按这里 ▼ 脾反射区

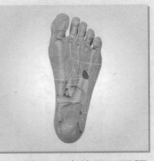

位于左足足底第四、五跖骨之间，距心脏反射区下方约一横指处。

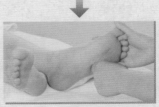

采用单食指叩拳法顶压脾反射区2～5分钟，以局部酸痛为宜。

胃肠炎 |清热化湿调肠胃|

消化系统疾病

胃肠炎是胃肠黏膜及其深层组织的出血性或坏死性炎症，典型临床表现为腹泻、呕吐、丧失食欲、腹痛、精神不振、发热。胃肠炎通常因微生物感染引起，也可因化学毒物或药品导致。预防胃肠炎，生活中要做到勤洗手，注意餐具卫生，生食和熟食分开放置。

手部反射区

特效反射区包括胃反射区、十二指肠反射区、小肠反射区。另外，再加上脾反射区（见169页）效果更佳。

1 第一步按这里 ▼ 胃反射区

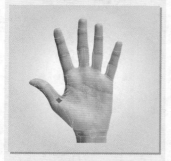

位于双手第一掌骨体远端。

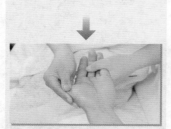

采用指揉法按揉胃反射区1~2分钟，以局部酸痛为宜。

2 第二步按这里 ▼ 十二指肠反射区

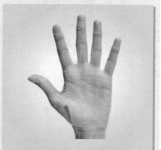

位于双手掌面，第一掌骨体近端，胰腺反射区下方的区域。

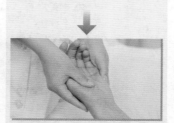

采用指揉法按揉十二指肠反射区1~2分钟，以局部酸痛为宜。

3 第三步按这里 ▼ 小肠反射区

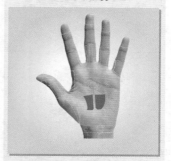

位于双手掌心中部凹陷处，各结肠各反射区所包围的区域。

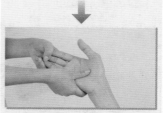

采用指揉法按揉小肠反射区1~2分钟，以局部酸痛为宜。

治疗胃肠炎的反射区解析

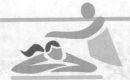

　　胃反射区可和胃降逆；十二指肠反射区可和胃行水、理气止痛；小肠反射区可清胃泻火、理气止痛；大肠反射区可消食通便、调理气血；脾反射区可助阳健脾、通调肠气。配伍治病，疗效更佳。

耳部反射区

特效反射区包括胃反射区、小肠反射区、大肠反射区。另外，再加上交感反射区（见092页）效果更佳。

1 第一步按这里 ▼ 胃反射区	2 第二步按这里 ▼ 小肠反射区	3 第三步按这里 ▼ 大肠反射区
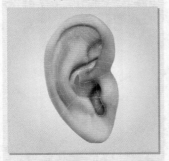	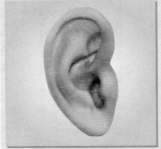	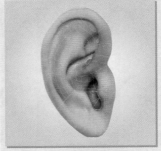
位于耳轮脚消失处，即耳甲4区。	位于耳轮脚及部分耳轮与AB线之间的中1/3处，即耳甲6区。	位于耳轮脚及部分耳轮与AB线之间的前1/3处，即耳甲7区。
↓	↓	↓
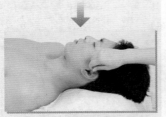	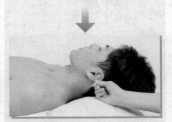	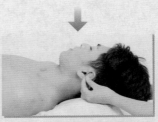
采用切按法切压胃反射区1~2分钟，以按摩部位发红或有酸胀感为宜。	采用切按法切压小肠反射区1~2分钟，以按摩部位发红或有酸胀感为宜。	采用切按法切压大肠反射区1~2分钟，以按摩部位发红或有酸胀感为宜。

消化系统疾病

对症食疗方

平菇炖肉

材料：猪精肉250克，鲜平菇250克，料酒、食盐、姜片等调料各适量

制作：①将猪精肉和平菇洗净，切块备用。②将猪肉入沸水锅略汆片刻。把肉块放入锅中加入调料，炖至肉熟烂，倒入平菇熟透入味即成。

功效：补虚养血、增强体质。

足部反射区

特效反射区包括胃反射区、十二指肠反射区、小肠反射区。另外，再加上脾反射区（见105页）效果更佳。

1 第一步按这里 ▼ **胃反射区**	**2** 第二步按这里 ▼ **十二指肠反射区**	**3** 第三步按这里 ▼ **小肠反射区**
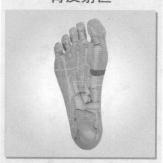	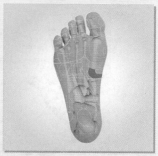	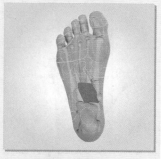
位于双足足底第一跖骨中部，甲状腺反射区下约一横指宽。	位于双足足底第一跖骨底处，胰腺反射区的后外方。	位于双足足底中部凹入区域，被升结肠、横结肠、降结肠、乙状结肠及直肠等反射区所包围。
⬇	⬇	⬇
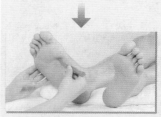	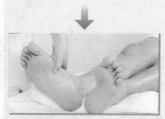	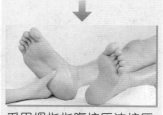
采用刮压法刮压胃反射区2～5分钟，以局部酸痛为宜。	采用拇指指腹按压法按压十二指肠反射区2～5分钟，以局部酸痛为宜。	采用拇指指腹按压法按压小肠反射区2～5分钟，以局部酸痛为宜。

消化不良 |饮食平衡胃口佳|

消化不良，是指由胃动力障碍引起的一种常见消化系统疾病。日常生活中，常见的消化不良有偶然的消化不良和慢性持续性消化不良。偶然的消化不良，一般是由于饮食不注意、暴饮暴食等引起；慢性持续性消化不良的病因有很多，主要包括精神因素以及某些病变等。

手部反射区

特效反射区包括胃脾大肠区反射区、胆囊反射区、胃反射区。另外，再加上肾反射区（见112页）、输尿管反射区（见023页）效果更佳。

1 第一步按这里	2 第二步按这里	3 第三步按这里
▼ 胃脾大肠区反射区	▼ 胆囊反射区	▼ 胃反射区

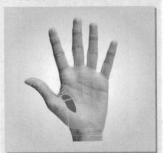

位于手掌面，第一、第二掌骨之间的椭圆形区域。

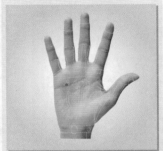

位于右手的手掌面及背侧，第四、第五掌骨之间，紧靠肝反射区的腕侧的第四掌骨处。

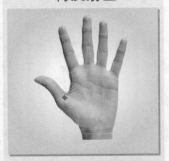

位于双手第一掌骨体远端。

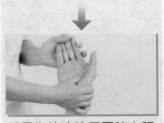

采用指按法按压胃脾大肠区反射区1～2分钟，以局部酸痛为宜。

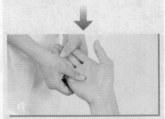

采用指按法按压胆囊反射区1～2分钟，以局部酸痛为宜。

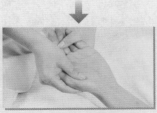

采用指按法按压胃反射区1～2分钟，以局部酸痛为宜。

消化系统疾病

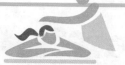

消化系统疾病

治疗消化不良的反射区解析

　　胃脾大肠区反射区可健脾利湿、散寒止痛；胆囊反射区可利胆疏肝、降逆和胃；胃反射区可和胃降逆；内分泌反射区可调理经气；直肠反射区可通调肠气；脑垂体反射区可调经统血；脾反射区可助阳健脾、通调肠气；小肠反射区可清胃泻火、理气止痛。配伍治病，疗效更佳。

耳部反射区

特效反射区包括胃反射区、内分泌反射区、直肠反射区。另外，再加上大肠反射区（见083页）效果更佳。

1 第一步按这里 ▼ 胃反射区	2 第二步按这里 ▼ 内分泌反射区	3 第三步按这里 ▼ 直肠反射区
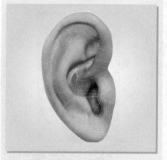	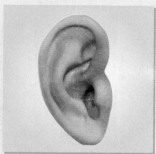	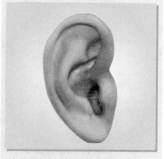
位于耳轮脚消失处，即耳甲4区。	位于屏间切迹内，耳甲腔的底部，即耳甲18区。	位于耳轮脚棘前上方的耳轮处，即耳轮2区。
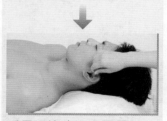	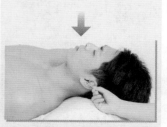	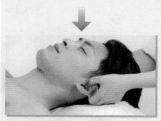
采用切按法切压胃反射区1～2分钟，以按摩部位发红或有酸胀感为宜。	采用切按法切压内分泌反射区1～2分钟，以按摩部位发红或有酸胀感为宜。	采用切按法切压直肠反射区1～2分钟，以按摩部位发红或有酸胀感为宜。

消化系统疾病

对症食疗方

二芽消食汤

材料：生谷芽15克，麦芽15克

制作：①将生谷芽和麦芽洗净，放于锅中，放入适量清水。②将锅置于火上，武火煮沸后，转文火煮30分钟即可，饭后当茶饮。

功效：谷芽可健脾开胃、和中消食；麦芽可行气消食、消胀。

足部反射区

特效反射区包括脑垂体反射区、脾反射区、小肠反射区。另外，再加上膀胱反射区（见078页）效果更佳。

1 第一步按这里 脑垂体反射区	2 第二步按这里 脾反射区	3 第三步按这里 小肠反射区

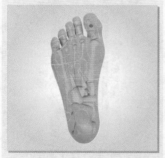

位于双拇趾趾腹中央隆起部位，脑反射区深处。

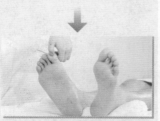

采用掐法掐按脑垂体反射区2～5分钟，以局部酸痛为宜。

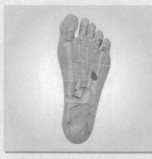

位于左足足底第四、五跖骨之间，距心脏反射区下方约一横指处。

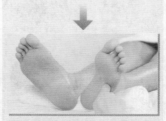

采用单食指叩拳法顶压脾反射区2～5分钟，以局部酸痛为宜。

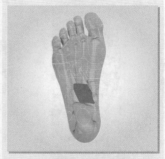

位于双足足底中部凹入区域，被升结肠、横结肠、降结肠、乙状结肠及直肠等反射区所包围。

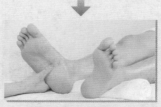

采用拇指指腹按压法按压小肠反射区2～5分钟，以局部酸痛为宜。

慢性胆囊炎 | 消炎止痛食欲好

慢性胆囊炎是指胆囊慢性炎症性病变，大多数为慢性结石性胆囊炎。本病可由急性胆囊炎反复发作迁延而来，也可慢性起病。本病临床症状常见为右上腹部或心窝部隐痛，饭后饱胀不适、嗳气，进食油腻食物后可有恶心、呕吐等症状。

手部反射区

特效反射区包括胆囊反射区、肝反射区、胰腺反射区。另外，再加上小肠反射区（见082页）、输尿管反射区（见023页）效果更佳。

1 第一步按这里 ▼ 胆囊反射区	2 第二步按这里 ▼ 肝反射区	3 第三步按这里 ▼ 胰腺反射区
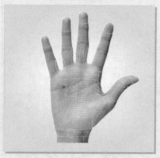	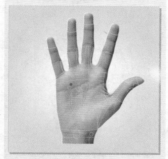	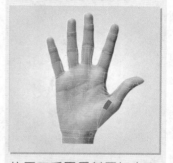
位于右手的手掌面及背侧，第四、第五掌骨之间，紧靠肝反射区的腕侧的第四掌骨处。	位于右手的掌面，第四、第五掌骨体之间近掌骨头处。	位于双手胃反射区与十二指肠反射区之间，第一掌骨体中部的区域。
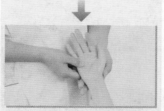	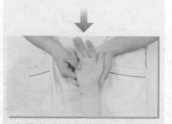	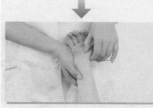
采用指按法按压胆囊反射区1～2分钟，以局部酸痛为宜。	采用指按法按压肝反射区1～2分钟，以局部酸痛为宜。	采用掐法掐按胰腺反射区1～2分钟，以局部酸痛为宜。

消化系统疾病

消化系统疾病

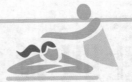

治疗慢性胆囊炎的反射区解析

胆囊反射区可利胆疏肝、降逆和胃；肝反射区可养肝明目，调理经气；胰腺反射区可生发胃气、燥化脾湿；皮质下反射区可通经活络；交感反射区可和胃祛痛；肾上腺反射区可祛风消炎；胃反射区可和胃降逆。配伍治病，疗效更佳。

耳部反射区

特效反射区包括皮质下反射区、交感反射区、肾上腺反射区。另外，再加上肝反射区（见101页）效果更佳。

1 第一步按这里	**2** 第二步按这里	**3** 第三步按这里
▼ 皮质下反射区	▼ 交感反射区	▼ 肾上腺反射区
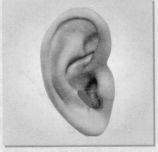	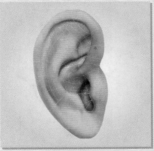	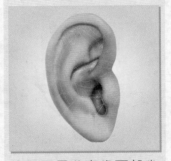
位于对耳屏内侧面，即对耳屏4区。	位于对耳轮下脚前端与耳轮内缘交界处，即对耳轮6区前端。	位于耳屏游离缘下部尖端，即耳屏2区后缘处。
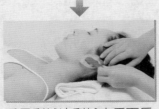	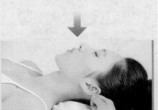	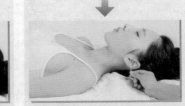
采用刮拭法刮拭皮质下反射区1~2分钟，以按摩部位发红或有酸胀感为宜。	采用切按法切压交感反射区1~2分钟，以按摩部位发红或有酸胀感为宜。	采用切按法切压肾上腺反射区1~2分钟，以按摩部位发红或有酸胀感为宜。

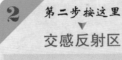

消化系统疾病

对症食疗方

金钱草粥

材料：新鲜金钱草60克，粳米50克，冰糖15克

制作：①将金钱草洗净，放入锅中，加入适量水，水煎后去渣取汁。②将粳米淘洗干净，倒入药汁，加水适量，煨煮成粥，入冰糖搅拌。

功效：散瘀消肿、利湿退黄。

足部反射区

特效反射区包括胆囊反射区、肝反射区、胃反射区。另外，再加上肾上腺反射区（见129页）效果更佳。

1　第一步按这里
▼
胆囊反射区

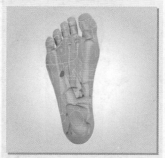

位于右足足底第三、四跖骨中段之间，位于肝反射区的内下方。

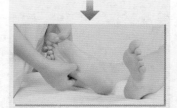

采用掐法掐按胆囊反射区2～5分钟，以局部酸痛为宜。

2　第二步按这里
▼
肝反射区

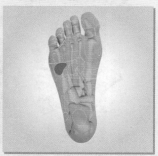

位于右足足底第四跖骨与第五跖骨前段之间，位于肺反射区的后方及足背上与该区域相对应的位置。

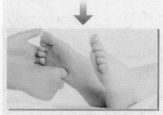

采用单食指叩拳法顶压肝反射区2～5分钟，以局部酸痛为宜。

3　第三步按这里
▼
胃反射区

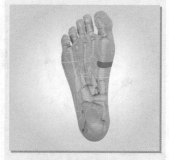

位于双足足底第一跖骨中部，甲状腺反射区下约一横指宽。

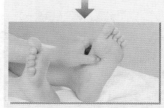

采用掐法掐按胃反射区2～5分钟，以局部酸痛为宜。

消化系统疾病

便秘 ｜清热通腑润肠道｜

便秘是临床常见的复杂症状，而不是一种疾病，主要表现为排便次数减少、粪便量减少、粪便干结、排便费力等。引起功能性便秘的原因有：饮食不当，如饮水过少或进食含纤维素的食物过少；生活压力过大，精神紧张；滥用泻药，对药物产生依赖形成便秘等。

手部反射区

特效反射区包括小肠反射区、腹腔神经丛反射区、胃脾大肠区反射区。另外，再加上脾反射区（见169页）效果更佳。

1 第一步按这里	2 第二步按这里	3 第三步按这里
▼ 小肠反射区	▼ 腹腔神经丛反射区	▼ 胃脾大肠区反射区
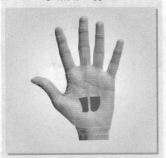	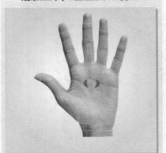	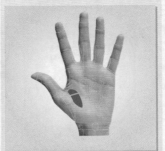
位于双手掌心中部凹陷处，各结肠反射区所包围的区域。	位于双手掌掌心第二、第三掌骨及第三、第四掌骨之间，肾反射区的两侧。	位于手掌面，第一、第二掌骨之间的椭圆形区域。
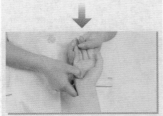	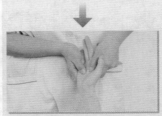	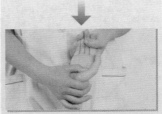
采用掐法掐按小肠反射区1~2分钟，以局部酸痛为宜。	采用指按法按压腹腔神经丛反射区1~2分钟，以局部酸痛为宜。	采用指按法按压胃脾大肠区反射区1~2分钟，以局部酸痛为宜。

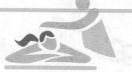

治疗便秘的反射区解析

　　小肠反射区可清胃泻火、理气止痛；腹腔神经丛反射区可调经统血、健脾回阳；胃脾大肠区反射区可健脾利湿、散寒止痛；三焦反射区可调利三焦；大肠反射区可消食通便、调理气血；交感反射区可和胃止痛；肛门反射区可解痉止痛、调畅通淋；十二指肠反射区可理气止痛。配伍治病，疗效更佳。

耳部反射区

特效反射区包括三焦反射区、大肠反射区、交感反射区。

1　第一步按这里 ▼ 三焦反射区

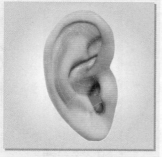

位于外耳门后下，肺与内分泌区之间，即耳甲17区。

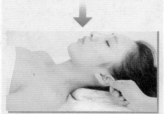

采用切按法切压三焦反射区1～2分钟，以按摩部位发红或有酸胀感为宜。

2　第二步按这里 ▼ 大肠反射区

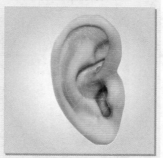

位于耳轮脚及部分耳轮与AB线之间的前1/3处，即耳甲7区。

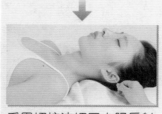

采用切按法切压大肠反射区1～2分钟，以按摩部位发红或有酸胀感为宜。

3　第三步按这里 ▼ 交感反射区

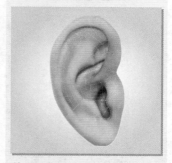

位于对耳轮下脚前端与耳轮内缘交界处，即对耳轮6区前端。

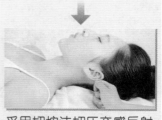

采用切按法切压交感反射区1～2分钟，以按摩部位发红或有酸胀感为宜。

消化系统疾病

消化系统疾病

对症食疗方

白芍甘草排毒茶

材料：生白芍20～40克，生甘草10～15克

制作：①将生白芍、生甘草洗净，放入锅内，加入适量水，将锅置于火上。②将药水用武火煮沸，转文火，煮10～15分钟即可。

功效：调理肠道，缓解便秘。

足部反射区

特效反射区包括肛门反射区、十二指肠反射区、小肠反射区。另外，再加上乙状结肠及直肠反射区（见174页）效果更佳。

1 第一步按这里	**2** 第二步按这里	**3** 第三步按这里
肛门反射区	十二指肠反射区	小肠反射区

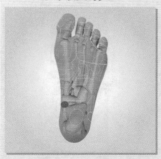

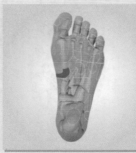

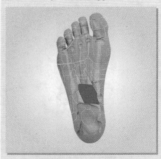

位于左足足底跟骨前缘，乙状结肠及直肠反射区的末端。

位于双足足底第一跖骨底处，胰腺反射区的后外方。

位于双足足底中部凹入区域，被升结肠、横结肠、降结肠、乙状结肠及直肠等反射区所包围。

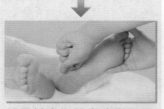

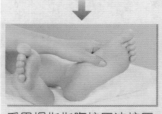

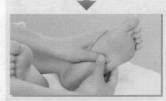

采用单食指叩拳法顶压肛门反射区2～5分钟，以局部酸痛为宜。

采用拇指指腹按压法按压十二指肠反射区2～5分钟，以局部酸痛为宜。

采用拇指指腹按压法按压小肠反射区2～5分钟，以局部酸痛为宜。

痔疮 |清热泻火消肿痛|

消化系统疾病

　　痔疮又称痔核，是肛门科最常见的疾病。临床上分为三种类型：位于齿线以上的为内痔，在肛门齿线以外的为外痔，二者混合存在的称混合痔。其主要表现为：外痔感染发炎或形成血栓外痔时，则局部肿痛。内痔主要表现为便后带血，重者有不同程度的贫血。

手部反射区

特效反射区包括肛门反射区、尾骨反射区、腰椎反射区。另外，再加上小肠反射区（见094页）效果更佳。

1 第一步按这里 ▼ 肛门反射区	**2** 第二步按这里 ▼ 尾骨反射区	**3** 第三步按这里 ▼ 腰椎反射区
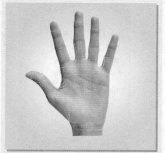	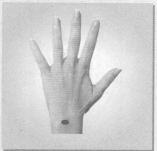	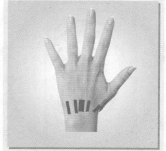
位于左手掌面，第二腕掌关节处。	位于双手背侧，腕背横纹区域。	位于双手背侧，各掌骨近端，约占整个掌骨体的2/5。
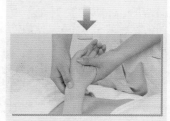	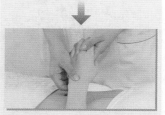	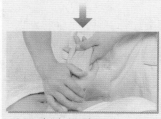
采用指按法按压肛门反射区1～2分钟，以局部酸痛为宜。	采用指按法按压尾骨反射区1～2分钟，以局部酸痛为宜。	采用擦法推擦腰椎反射区1～2分钟，以局部酸痛为宜。

治疗痔疮的反射区解析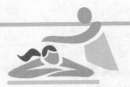

　　肛门反射区可解痉止痛、调畅通淋；尾骨反射区可祛风舒筋；腰椎反射区可强筋健骨、益肾助阳；三焦反射区可调利三焦；大肠反射区可消食通便、调理气血；直肠反射区可通调肠气；十二指肠反射区可和胃行水、理气止痛；小肠反射区可清胃泻火、理气止痛。配伍治病，疗效更佳。

耳部反射区

特效反射区包括三焦反射区、大肠反射区、直肠反射区。另外，再加上肾上腺反射区（见107页）效果更佳。

1 第一步按这里 ▼ 三焦反射区	2 第二步按这里 ▼ 大肠反射区	3 第三步按这里 ▼ 直肠反射区
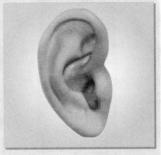	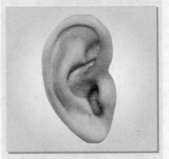	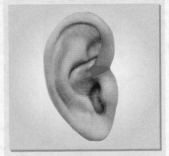
位于外耳门后下，肺与内分泌区之间，即耳甲17区。	位于耳轮脚及部分耳轮与AB线之间的前1/3处，即耳甲7区。	位于耳轮脚棘前上方的耳轮处，即耳轮2区。
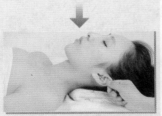	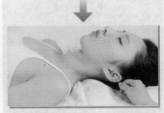	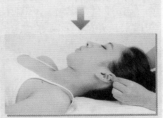
采用切按法切压三焦反射区1～2分钟，以按摩部位发红或有酸胀感为宜。	采用切按法切压大肠反射区1～2分钟，以按摩部位发红或有酸胀感为宜。	采用切按法切压直肠反射区1～2分钟，以按摩部位发红或有酸胀感为宜。

消化系统疾病

对症食疗方

木耳柿饼汤

材料：黑木耳5克，柿饼30克

制作：①将黑木耳洗净泡发，柿饼切块，一同放入锅中，加入适量水。②将锅置于火上，武火煮沸，转文火煮至烂熟。

功效：黑木耳具有抗炎、抗溃疡作用；柿饼润肺、涩肠、止血。

足部反射区

特效反射区包括肛门反射区、小肠反射区、十二指肠反射区。

1 第一步按这里	**2** 第二步按这里	**3** 第三步按这里
▼ 肛门反射区	▼ 小肠反射区	▼ 十二指肠反射区
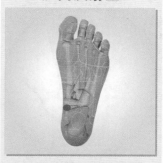	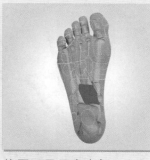	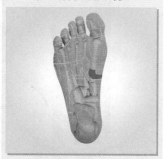
位于左足足底跟骨前缘，乙状结肠及直肠反射区的末端。	位于双足足底中部凹入区域，被升结肠、横结肠、降结肠、乙状结肠及直肠等反射区所包围。	位于双足足底第一跖骨底处，胰腺反射区的后外方。
↓	↓	↓
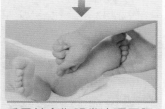	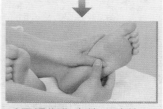	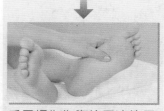
采用单食指叩拳法顶压肛门反射区2~5分钟，以局部酸痛为宜。	采用拇指指腹按压法按压小肠反射区2~5分钟，以局部酸痛为宜。	采用拇指指腹按压法按压十二指肠反射区2~5分钟，以局部酸痛为宜。

消化系统疾病

脂肪肝 ｜健脾利湿补经气｜

　　脂肪肝是指由于各种原因引起的肝细胞内脂肪堆积过多的病变。脂肪性肝病正严重地威胁着国人的健康，成为仅次于病毒性肝炎的第二大肝病，已被公认为隐蔽性肝硬化的常见原因。在经常失眠、疲劳、不思茶饭、胃肠功能失调的亚健康人群中脂肪肝的发病率较高。

手部反射区

特效反射区包括肝反射区、胆囊反射区、胃脾大肠区反射区。

1 第一步按这里 ▼ 肝反射区	**2** 第二步按这里 ▼ 胆囊反射区	**3** 第三步按这里 ▼ 胃脾大肠区反射区
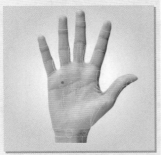	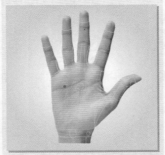	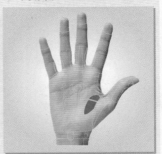
位于右手的掌面，第四、第五掌骨体之间近掌骨头处。	位于右手的手掌面及背侧，第四、第五掌骨之间，紧靠肝反射区的腕侧的第四掌骨处。	位于手掌面，第一、第二掌骨之间的椭圆形区域。
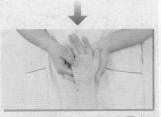	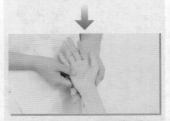	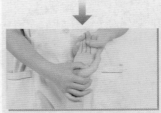
采用指按法按压肝反射区1～2分钟，以局部酸痛为宜。	采用指按法按压胆囊反射区1～2分钟，以局部酸痛为宜。	采用指按法按压胃脾大肠区反射区1～2分钟，以局部酸痛为宜。

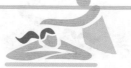

治疗脂肪肝的反射区解析

　　肝反射区可养肝明目；胆囊反射区可利胆疏肝、降逆和胃；胃脾大肠区反射区可健脾利湿、散寒止痛；胃反射区可和胃降逆；脾反射区可健脾化湿、理气解痉；十二指肠反射区可和胃行水、理气止痛。配伍治病，疗效更佳。

消化系统疾病

耳部反射区

特效反射区包括肝反射区、胃反射区、脾反射区。

1 第一步按这里 ▼ 肝反射区	**2** 第二步按这里 ▼ 胃反射区	**3** 第三步按这里 ▼ 脾反射区
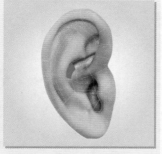	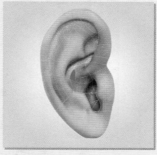	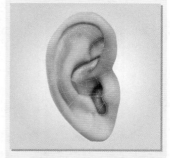
位于耳甲艇的后下部，即耳甲12区。	位于耳轮脚消失处，即耳甲4区。	位于BD线下方，耳甲腔的后上部，即耳甲13区。
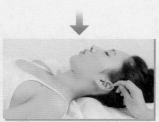	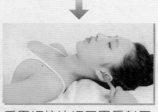	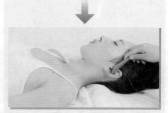
采用切按法切压肝反射区1~2分钟，以按摩部位发红或有酸胀感为宜。	采用切按法切压胃反射区1~2分钟，以按摩部位发红或有酸胀感为宜。	采用刮拭法刮拭脾反射区1~2分钟，以按摩部位发红或有酸胀感为宜。

消化系统疾病

对症食疗方

柴胡白菜汤

材料：柴胡15克，白菜200克，盐、味精、香油各适量

制作：①将白菜掰开洗净，柴胡洗净，放入锅中，加适量水。②将锅置于火上，武火煮沸后，转文火煮10分钟。③出锅时放入调料，淋上香油。

功效：疏肝理气、降低脂肪。

足部反射区

特效反射区包括肝反射区、胆囊反射区、十二指肠反射区。另外，再加上胃反射区（见171页）效果更佳。

1 第一步按这里 ▼ 肝反射区	2 第二步按这里 ▼ 胆囊反射区	3 第三步按这里 ▼ 十二指肠反射区
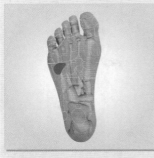	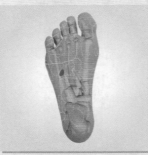	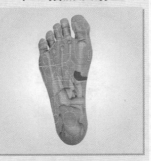
位于右足足底第四跖骨与第五跖骨前段之间，位于肺反射区的后方及足背上与该区域相对应的位置。	位于右足足底第三、四跖骨中段之间，位于肝反射区的内下方。	位于双足足底第一跖骨底处，胰腺反射区的后外方。
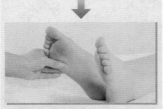	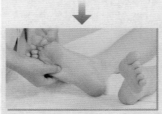	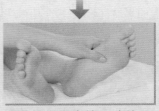
采用拇指指腹按压法按压肝反射区2～5分钟，以局部酸痛为宜。	采用拇指指腹按压法按压胆囊反射区2～5分钟，以局部酸痛为宜。	采用拇指指腹按压法按压十二指肠反射区2～5分钟，以局部酸痛为宜。

更年期综合征 |容颜焕发逆生长|

妇科疾病

女性从生育期向老年期过渡期间，因卵巢功能逐渐衰退，导致人体雌激素分泌量减少，从而引起植物神经功能失调，以代谢障碍为主的一系列疾病，称更年期综合征。多发于45岁以上的女性，其主要临床表现有月经紊乱、不规则，伴胸闷、烦躁不安、失眠等。

手部反射区

特效反射区包括心脏反射区、肝反射区、腹腔神经丛反射区。另外，再加上腹股沟反射区（见115页）效果更佳。

1 第一步按这里 ▼ 心脏反射区	**2** 第二步按这里 ▼ 肝反射区	**3** 第三步按这里 ▼ 腹腔神经丛反射区
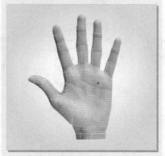	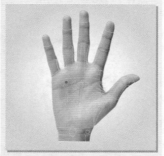	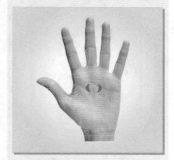
位于左手尺侧，手掌及手背第四、第五掌骨之间，近掌骨头处。	位于右手的掌面，第四、第五掌骨体之间近掌骨头处。	位于双手掌掌心第二、第三掌骨及第三、第四掌骨之间，肾反射区的两侧。
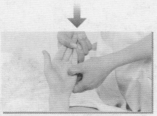	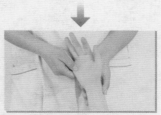	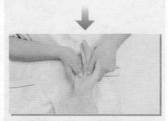
采用掐法掐按心脏反射区1～2分钟，以局部酸痛为宜。	采用指揉法按揉肝反射区1～2分钟，以局部酸痛为宜。	采用指按法按压腹腔神经丛反射区1～2分钟，以局部酸痛为宜。

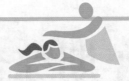

治疗更年期综合征的反射区解析

心脏反射区可理气止痛、强心通脉；肝反射区可保肝利胆、理气调经；腹腔神经丛反射区可调经统血、健脾回阳；心反射区可调经统血；神门反射区可舒经通络；脾反射区可助阳健脾；甲状腺反射区可清心安神；生殖腺反射区可清热利湿、益肾固带。配伍治病，疗效更佳。

耳部反射区

特效反射区包括心反射区、肝反射区、神门反射区。

1 第一步按这里 ▼ 心反射区	2 第二步按这里 ▼ 肝反射区	3 第三步按这里 ▼ 神门反射区
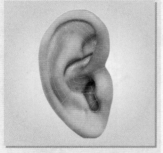	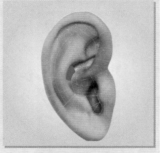	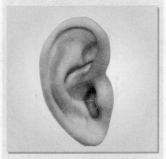
位于耳甲腔正中凹陷处，即耳甲15区。	位于耳甲艇的后下部，即耳甲12区。	位于三角窝后1/3的上部，即三角窝4区。
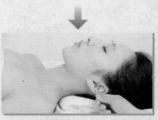	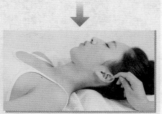	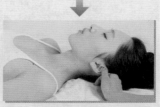
采用切按法切压心反射区1~2分钟，以按摩部位发红或有酸胀感为宜。	采用切按法切压肝反射区1~2分钟，以按摩部位发红或有酸胀感为宜。	采用捏揉法揉动神门反射区1~2分钟，以按摩部位发红或有酸胀感为宜。

对症食疗方

莲心苦丁更年清心茶

材料：苦丁茶3克，莲心1克，菊花3克，枸杞子10克

制作：①将开水煮沸烧开备用。

②将苦丁茶、莲心、菊花、枸杞子放入茶杯中，以沸水冲泡，闷10分钟。

功效：配伍饮用能清心火、安心神，改善更年期心情烦躁。

足部反射区

特效反射区包括肝反射区、脾反射区、甲状腺反射区。另外，再加上生殖腺反射区（见114页）效果更佳。

1 第一步按这里 ▼ 肝反射区	2 第二步按这里 ▼ 脾反射区	3 第三步按这里 ▼ 甲状腺反射区
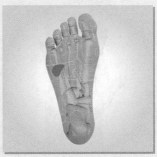	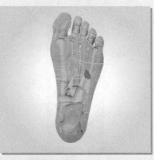	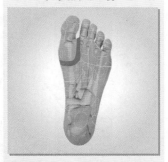
位于右足足底第四跖骨与第五跖骨前段之间，位于肺反射区的后方及足背上与该区域相对应的位置。	位于左足足底第四、五跖骨之间，距心脏反射区下方约一横指处。	位于双足足底第一跖骨与第二跖骨之间前半部，并转而横跨第一跖骨中部，呈"L"形带状。
↓	↓	↓
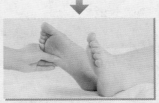	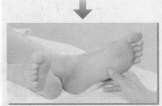	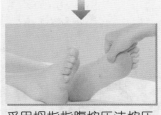
采用拇指指腹按压法按压肝反射区2~5分钟，以局部酸痛为宜。	采用拇指指腹按压法按压脾反射区2~5分钟，以局部酸痛为宜。	采用拇指指腹按压法按压甲状腺反射区2~5分钟，以局部酸痛为宜。

子宫肌瘤 |活血化瘀烦恼少|

子宫肌瘤，又称子宫平滑肌瘤，是女性生殖器最常见的一种良性肿瘤，症状主要包括腹痛、月经改变、白带增多、阴道出血，以及腹部触及肿物以及压迫症状等。平时要少食高脂食物，忌食辛辣、冰冻等刺激性的食物。注意保持外阴清洁干燥，防止感染。

手部反射区

特效反射区包括上身淋巴结反射区，下身淋巴结反射区，生殖腺反射区。另外，再加上子宫、阴道、尿道反射区（见115页）效果更佳。

1 第一步按这里	**2** 第二步按这里	**3** 第三步按这里
上身淋巴结反射区	下身淋巴结反射区	生殖腺反射区

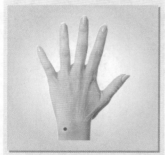

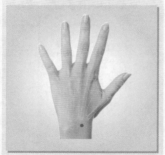

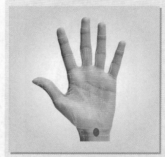

位于双手背部尺侧缘，手背腕骨与尺骨之间的凹陷处。

位于双手背部桡侧缘，手背腕骨与桡骨之间的凹陷处。

位于双手掌腕横纹中点处，相当于手厥阴心包经的大陵穴的位置。

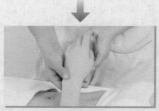

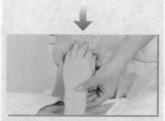

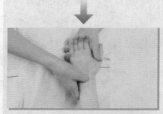

采用指揉法按揉上身淋巴结反射区1~2分钟，以局部酸痛为宜。

采用指揉法按揉下身淋巴结反射区1~2分钟，以局部酸痛为宜。

采用掐法掐按生殖腺反射区1~2分钟，以局部酸痛为宜。

治疗子宫肌瘤的反射区解析

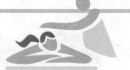

　　上身淋巴结反射区、下身淋巴结反射区可抗炎消肿；生殖腺反射区可清热利湿、益肾固带；盆腔反射区可舒筋活络、退热散风；内生殖器反射区可益肾固精；肾上腺反射区可祛风消炎；子宫反射区可益气固肾、调经止带；肝反射区可保肝利胆、理气调经。配伍治病，疗效更佳。

耳部反射区

特效反射区包括盆腔反射区、内生殖器反射区、肾上腺反射区。

1 第一步按这里 ▼ 盆腔反射区	2 第二步按这里 ▼ 内生殖器反射区	3 第三步按这里 ▼ 肾上腺反射区
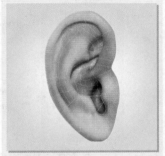	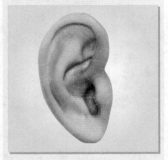	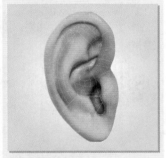
位于三角窝后1/3的下部，即三角窝5区。	位于三角窝前1/3的下部，即三角窝2区。	位于耳屏游离缘下部尖端，即耳屏2区后缘处。
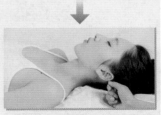	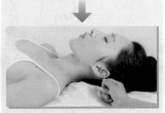	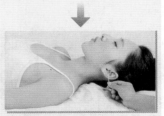
采用切按法切压盆腔反射区1～2分钟，以按摩部位发红或有酸胀感为宜。	采用切按法切压内生殖器反射区1～2分钟，以按摩部位发红或有酸胀感为宜。	采用切按法切压肾上腺反射区1～2分钟，以按摩部位发红或有酸胀感为宜。

妇科疾病

对症食疗方

山楂木耳羹

材料：山楂100克，黑木耳50克，红糖30克

制作：①将山楂洗净，黑木耳泡发洗净。②山楂入锅，水煎去渣，再加入黑木耳，文火煨烂，加入红糖即可。

功效：山楂可消积食、散瘀血；黑木耳凉血、止血。

足部反射区

特效反射区包括子宫反射区、下身淋巴结反射区、肾上腺反射区。另外，再加上肝反射区（见102页）效果更佳。

1 第一步按这里 ▼ 子宫反射区	2 第二步按这里 ▼ 下身淋巴结反射区	3 第三步按这里 ▼ 肾上腺反射区
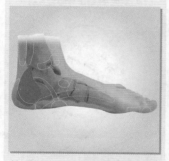	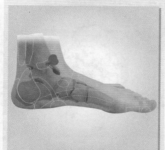	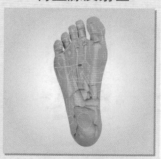
位于双足足跟骨内侧内踝后下方的类似三角形区域。	位于双足足背内侧踝骨前，由距骨、舟骨构成的凹陷处。	位于双足足底部，第二、三跖骨体之间，距离距骨头近心端一拇指宽处，肾反射区前端。
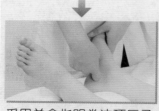	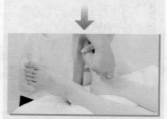	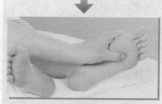
采用单食指叩拳法顶压子宫反射区2~5分钟，以局部酸痛为宜。	采用单食指扣拳法法顶压下身淋巴结反射区2~5分钟，以局部酸痛为宜。	采用拇指指腹按压法按压肾上腺反射区2~5分钟，以局部酸痛为宜。

乳腺增生 |行气活血除炎症|

　　乳腺增生是女性最常见的乳房疾病，其发病率占乳腺疾病的首位。乳腺增生症是指正常乳腺小叶生理性增生与复旧不全，它是既非炎症又非肿瘤的一类病。临床表现为乳房疼痛、乳房肿块及乳房溢液等。本病多认为由内分泌失调、精神、环境因素等所致。

手部反射区

　　特效反射区包括胸（乳房）反射区、肾上腺反射区、肾反射区。另外，再加上生殖腺反射区（见112页）效果更佳。

1 第一步按这里	2 第二步按这里	3 第三步按这里
▼ 胸（乳房）反射区	▼ 肾上腺反射区	▼ 肾反射区

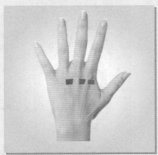

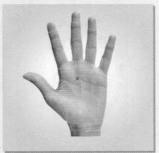

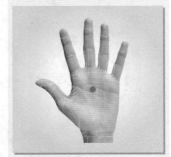

位于双手手背第二、第三、第四掌骨的远端。

位于双手掌面第二、第三掌骨之间，距离第二、第三掌骨头1.5～2厘米处。

位于双手的中央区域，第三掌骨中点，相当于劳宫穴的位置。

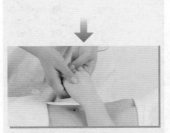

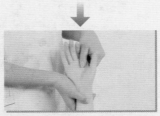

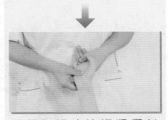

采用指揉法按揉胸（乳房）反射区1～2分钟，以局部酸痛为宜。

采用指揉法按揉肾上腺反射区1～2分钟，以局部酸痛为宜。

采用指揉法按揉肾反射区1～2分钟，以局部酸痛为宜。

妇科疾病

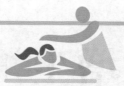

治疗乳腺增生的反射区解析

　　胸（乳房）反射区可清心泄热、理气活络；肾上腺反射区可祛风消炎；肾反射区可补肾强腰；肝反射区可保肝利胆、理气调经；内分泌反射区可调节经气；胸椎反射区可舒筋活络、止痛；胸部淋巴结反射区可消炎镇痛。配伍治病，疗效更佳。

耳部反射区

特效反射区包括肝反射区、内分泌反射区、胸椎反射区。另外，再加上肾上腺反射区（见107页）效果更佳。

1 第一步按这里 ▼ 肝反射区	**2** 第二步按这里 ▼ 内分泌反射区	**3** 第三步按这里 ▼ 胸椎反射区
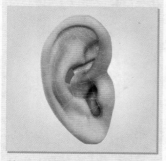	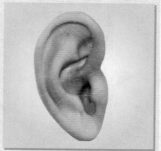	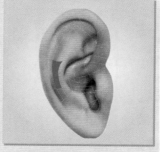
位于耳甲艇的后下部，即耳甲12区。	位于屏间切迹内，耳甲腔的底部，即耳甲18区。	位于胸区后方，即对耳轮11区。
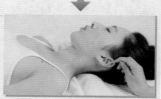	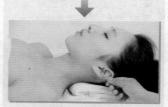	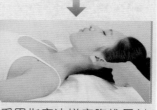
采用切按法切压肝反射区1～2分钟，以按摩部位发红或有酸胀感为宜。	采用切按法切压内分泌反射区1～2分钟，以按摩部位发红或有酸胀感为宜。	采用指摩法搓摩胸椎反射区1～2分钟，以按摩部位发红或有酸胀感为宜。

妇科疾病

对症食疗方

海带鳖甲猪肉汤

材料：海带65克，鳖甲65克，猪瘦肉65克

制作：①将海带用清水洗去杂质，泡涨切块；鳖甲打碎，与洗净切好的瘦肉入锅，加入适量水。②熬煮成汤后，加入调味即可。

功效：滋肾潜阳、软坚散结。

足部反射区

特效反射区包括胸（乳房）反射区、胸部淋巴结反射区、肾上腺反射区。

1 第一步按这里	2 第二步按这里	3 第三步按这里
▼	▼	▼
胸（乳房）反射区	胸部淋巴结反射区	肾上腺反射区
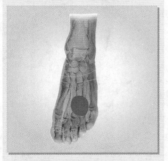	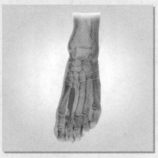	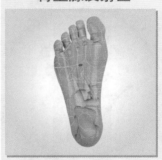
位于双足足背第二、三、四跖骨所形成的带状区域。	位于双足足背第一跖骨及第二跖骨间缝处。	位于双足足底部，第二、三跖骨体之间，距离跖骨头近心端一拇指宽处，肾反射区前端。
↓	↓	↓
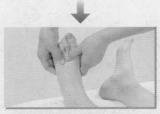	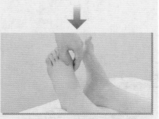	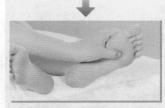
采用拇指指腹按压法按压胸（乳房）反射区2～5分钟，以局部酸痛为宜。	采用掐法掐按胸部淋巴结反射区2～5分钟，以局部酸痛为宜。	采用拇指指腹按压法按压肾上腺反射区2～5分钟，以局部酸痛为宜。

妇科疾病

盆腔炎 |行气活血除炎症|

　　盆腔炎指女性上生殖道及其周围组织的炎症，主要包括子宫内膜炎、输卵管炎、输卵管卵巢脓肿、盆腔腹膜炎。经期卫生不良、产后或流产后感染，以及宫腔内手术操作后感染这些是引起盆腔炎的常见病因。预防盆腔炎首先要杜绝各种感染途径，保持会阴部清洁。

手部反射区

　　特效反射区包括生殖腺反射区、肾上腺反射区、肾反射区。另外，再加上子宫、阴道、尿道反射区（见115页）效果更佳。

1 第一步按这里	2 第二步按这里	3 第三步按这里
▼ 生殖腺反射区	▼ 肾上腺反射区	▼ 肾反射区

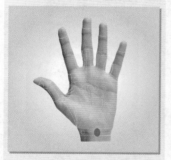

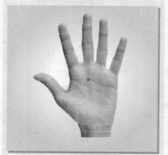

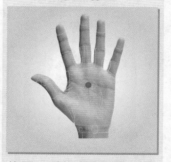

位于双手掌腕横纹中点处，相当于手厥阴心包经的大陵穴的位置。	位于双手掌面第二、第三掌骨之间，距离第二、第三掌骨头1.5～2厘米处。	位于双手的中央区域，第三掌骨中点，相当于劳宫穴的位置。

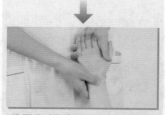

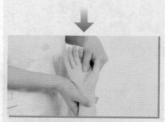

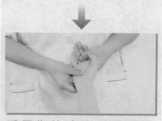

采用指揉法按揉生殖腺反射区1～2分钟，以局部酸痛为宜。	采用指按法按压肾上腺反射区1～2分钟，以局部酸痛为宜。	采用指按法按压肾反射区1～2分钟，以局部酸痛为宜。

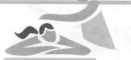

治疗盆腔炎的反射区解析

　　生殖腺反射区可清热利湿、益肾固带；肾上腺反射区可祛风消炎；肾反射区可补肾强腰；盆腔反射区可理气调经、退热散风；内分泌反射区可调理经气；肝反射区可保肝利胆、理气调经；子宫反射区可益气固肾、调经止带。配伍治病，疗效更佳。

妇科疾病

耳部反射区

特效反射区包括盆腔反射区、耳尖反射区、内分泌反射区。另外，再加上肝反射区（见101页）效果更佳。

1 第一步按这里	2 第二步按这里	3 第三步按这里
盆腔反射区	**耳尖反射区**	**内分泌反射区**

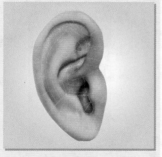 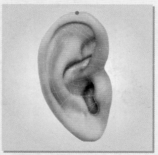 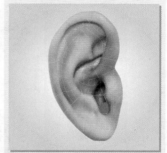

位于三角窝后1/3的下部，即三角窝5区。	位于耳郭向前对折的上部尖端处，即耳轮6、7区交界处。	位于屏间切迹内，耳甲腔的底部，即耳甲18区。

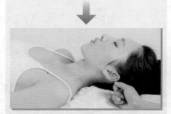 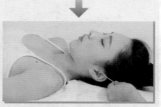 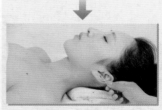

采用切按法切压盆腔反射区1～2分钟，以按摩部位发红或有酸胀感为宜。	采用切按法切压耳尖反射区1～2分钟，以按摩部位发红或有酸胀感为宜。	采用切按法切压内分泌反射区1～2分钟，以按摩部位发红或有酸胀感为宜。

妇科疾病

对症食疗方

青皮红花茶

材料：青皮10克，红花10克

制作：①青皮晾干后切成丝，与红花同入砂锅，加水浸泡30分钟。②将锅置于火上，用武火煮沸，改文火慢煮30分钟。③用洁净纱布过滤，去渣取汁。

功效：红花可活血化瘀；青皮可行气止痛。

足部反射区

特效反射区包括生殖腺反射区、子宫反射区、肾反射区。

1 第一步按这里	2 第二步按这里	3 第三步按这里
▼ 生殖腺反射区	▼ 子宫反射区	▼ 肾反射区

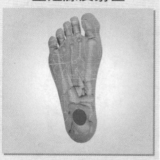

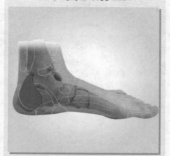

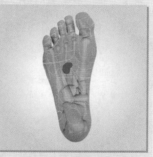

位于双足足底跟骨中央处。

位于双足足跟骨内侧内踝后下方的类似三角形区域。

位于双足足底部，第二跖骨与第三跖骨体之间，近跖骨底处，蜷足时中央凹陷处。

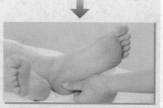

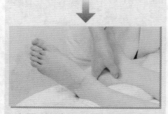

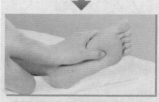

采用拇指指腹按压法按压生殖腺反射区2～5分钟，以局部酸痛为宜。

采用掐法掐按子宫反射区2～5分钟，以局部酸痛为宜。

采用掐法掐按肾反射区2～5分钟，以局部酸痛为宜。

月经不调 |益气补血生理准|

妇科疾病

　　月经是机体由于受垂体前叶及卵巢内分泌激素的调节而呈现的有规律的周期性子宫内膜脱落现象。月经不调是指月经的周期、经色、经量、经质发生了改变。中医认为本病多由肾虚而致冲、任功能失调，或肝热不能藏血、脾虚不能生血等而致本病的发生。

手部反射区

特效反射区包括生殖腺反射区，腹股沟反射区，子宫、阴道、尿道反射区。另外，再加上下身淋巴结反射区（见124页）效果更佳。

1 第一步按这里	2 第二步按这里	3 第三步按这里
▼ 生殖腺反射区	▼ 腹股沟反射区	▼ 子宫、阴道、尿道反射区

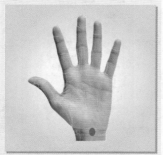

位于双手掌腕横纹中点处，相当于手厥阴心包经的大陵穴的位置。

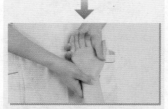

采用指揉法按揉生殖腺反射区1～2分钟，以局部酸痛为宜。

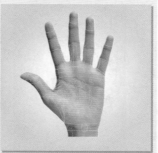

位于双手掌面腕横纹的桡侧端，桡骨头凹陷处，相当于太渊穴的位置。

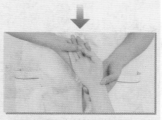

采用指揉法按揉腹股沟反射区1～2分钟，以局部酸痛为宜。

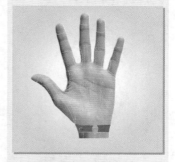

位于双手掌面腕横纹中点两侧的带状区域。

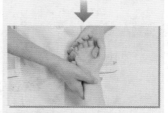

采用指揉法按揉子宫、阴道、尿道反射区1～2分钟，以局部酸痛为宜。

妇科疾病

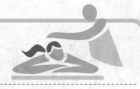

治疗月经不调的反射区解析

　　生殖腺反射区可益肾固带；腹股沟反射区可固肾滋阴；子宫、阴道、尿道反射区可益气固肾；内生殖器反射区可益肾固精；盆腔反射区可益肾固精；脑干反射区可清热散风；下腹部反射区可调经止痛；子宫反射区可益气固肾、调经止带；肾反射区可补肾强腰。配伍治病，疗效更佳。

耳部反射区

特效反射区包括内生殖器反射区、盆腔反射区、脑干反射区。另外，再加上肾上腺反射区（见107页）效果更佳。

1 第一步按这里 ▼ 内生殖器反射区	2 第二步按这里 ▼ 盆腔反射区	3 第三步按这里 ▼ 脑干反射区

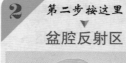
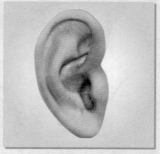

位于三角窝前1/3的下部，即三角窝2区。

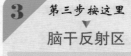
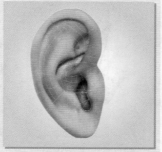

位于三角窝后1/3的下部，即三角窝5区。

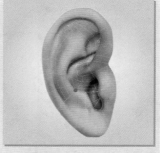

位于轮屏切迹处，即对耳屏3、4区之间。

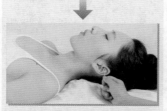

采用切按法切压内生殖器反射区1～2分钟，以按摩部位发红或有酸胀感为宜。

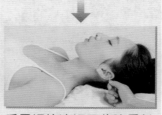

采用切按法切压盆腔反射区1～2分钟，以按摩部位发红或有酸胀感为宜。

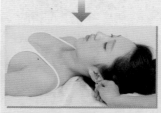

采用搓摩法搓摩脑干反射区1～2分钟，以按摩部位发红或有酸胀感为宜。

妇科疾病

对症食疗方

益母草红糖调经茶

材料：益母草60克，红糖50克

制作：①将益母草洗净，放入锅中，加入200毫升清水。②将锅置于火上，武火煮沸后，改文火煮10分钟，加入红糖即可饮用。

功效：益母草有活血祛瘀的作用；红糖可补血、温经。

足部反射区

特效反射区包括下腹部反射区、子宫反射区、肾反射区。

1 第一步按这里 ▼ 下腹部反射区

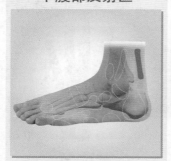

位于双小腿腓骨外侧后方，自足踝骨后方向上延伸四横指的带状区域。

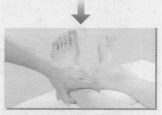

采用拇指指腹按压法按压下腹部反射区2～5分钟，以局部酸痛为宜。

2 第二步按这里 ▼ 子宫反射区

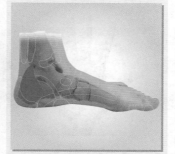

位于双足足跟骨内侧内踝后下方的类似三角形区域。

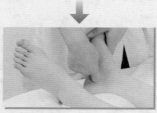

采用单食指叩拳法顶压子宫反射区2～5分钟，以局部酸痛为宜。

3 第三步按这里 ▼ 肾反射区

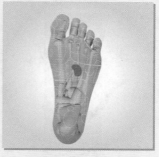

位于双足足底部，第二跖骨与第三跖骨体之间，近跖骨底处，蜷足时中央凹陷处。

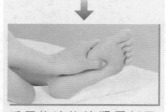

采用掐法掐按肾反射区2～5分钟，以局部酸痛为宜。

妇科疾病

痛经 |调经止痛没问题|

痛经又称"月经痛"，是指妇女在月经前后或经期，出现下腹部或腰骶部剧烈疼痛，严重时伴有恶心、呕吐、腹泻，甚至昏厥。其发病原因常与精神因素、内分泌及生殖器局部病变有关。中医认为本病多因情志郁结，或经期受寒饮冷，以致经血滞于胞宫引起疼痛。

手部反射区

特效反射区包括腹腔神经丛反射区、生殖腺反射区、腹股沟反射区。另外，再加上子宫、阴道、尿道反射区（见115页）效果更佳。

1 第一步按这里 ▼ **腹腔神经丛反射区**	**2** 第二步按这里 ▼ **生殖腺反射区**	**3** 第三步按这里 ▼ **腹股沟反射区**

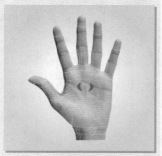

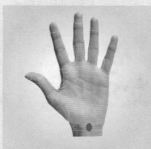

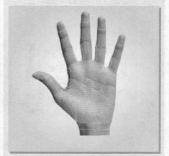

位于双手掌掌心第二、第三掌骨及第三、第四掌骨之间，肾反射区的两侧。

位于双手掌腕横纹中点处，相当于手厥阴心包经的大陵穴的位置。

位于双手掌面腕横纹的桡侧端，桡骨头凹陷处，相当于太渊穴的位置。

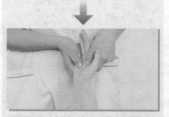

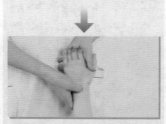

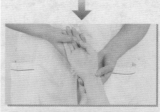

采用指按法按压腹腔神经丛反射区1~2分钟，以局部酸痛为宜。

采用掐法掐按生殖腺反射区1~2分钟，以局部酸痛为宜。

采用指揉法按揉腹股沟反射区1~2分钟，以局部酸痛为宜。

妇科疾病

治疗痛经的反射区解析

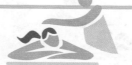

　　腹腔神经丛反射区可调经统血；生殖腺反射区可益肾固带；腹股沟反射区可固肾滋阴；子宫、阴道、尿道反射区可益气固肾；内生殖器反射区可益肾固精；盆腔反射区可退热散风；脑干反射区可清热散风；下腹部反射区可调经止痛；子宫反射区可益气固肾；腰椎反射区可益肾助阳。配伍治病，疗效更佳。

耳部反射区

特效反射区包括内生殖器反射区、盆腔反射区、脑干反射区。

1 第一步按这里	2 第二步按这里	3 第三步按这里
内生殖器反射区	**盆腔反射区**	**脑干反射区**
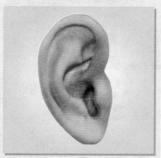	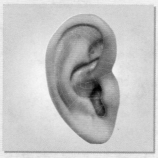	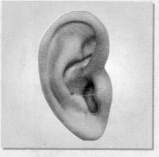
位于三角窝前1/3的下部，即三角窝2区。	位于三角窝后1/3的下部，即三角窝5区。	位于轮屏切迹处，即对耳屏3、4区之间。
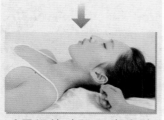	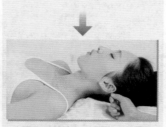	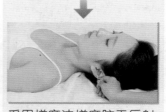
采用切按法切压内生殖器反射区1~2分钟，以按摩部位发红或有酸胀感为宜。	采用切按法切压盆腔反射区1~2分钟，以按摩部位发红或有酸胀感为宜。	采用搓摩法搓摩脑干反射区1~2分钟，以按摩部位发红或有酸胀感为宜。

妇科疾病

对症食疗方

二花调经茶

材料：玫瑰花、月季花各9克，红茶3克

制作：①将玫瑰花、月季花、红茶，放入保温杯中，冲入适量的沸水。

②盖上盖子，闷置15分钟后饮用。在经期前3~5天开始饮用疗效最佳。

功效：活血散瘀、调经止痛。

足部反射区

特效反射区包括下腹部反射区、子宫反射区、腰椎反射区。另外，再加上内尾骨反射区（见138页）效果更佳。

1 第一步按这里 ▼ 下腹部反射区

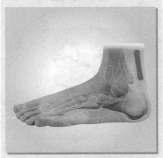

位于双小腿腓骨外侧后方，自足踝骨后方向上延伸四横指的带状区域。

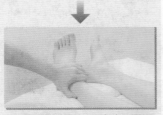

采用掐法掐按下腹部反射区2~5分钟，以局部酸痛为宜。

2 第二步按这里 ▼ 子宫反射区

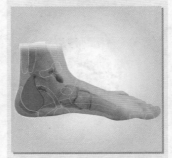

位于双足足跟骨内侧内踝后下方的类似三角形区域。

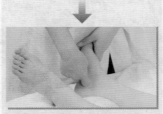

采用单食指叩拳法顶压子宫反射区2~5分钟，以局部酸痛为宜。

3 第三步按这里 ▼ 腰椎反射区

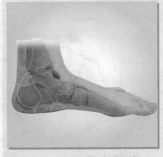

位于双足足弓内侧缘，第一楔骨至舟骨，前接胸椎反射区，后连骶骨反射区。

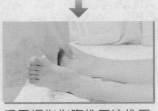

采用拇指指腹推压法推压腰椎反射区2~5分钟，以局部酸痛为宜。

闭经 ｜调理身体好事来｜

闭经是指妇女应有月经而超过一定时限仍未来潮者。正常女子一般14岁左右月经来潮，凡超过18岁尚未来潮者，称为原发性闭经。月经周期建立后，又停经6个月以上者，称为继发性闭经。多为内分泌系统月经调节功能失常、子宫因素以及全身性疾病所致。

手部反射区

特效反射区包括垂体反射区，肾上腺反射区，子宫、阴道、尿道反射区。另外，再加上腹腔神经丛反射区（见094页）效果更佳。

1 第一步按这里 ▼ **垂体反射区**	2 第二步按这里 ▼ **肾上腺反射区**	3 第三步按这里 ▼ **子宫、阴道、尿道反射区**
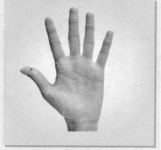	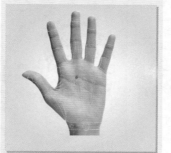	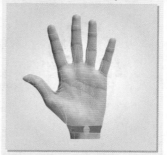
位于双手拇指指腹中央，大脑反射区深处。	位于双手掌面第二、第三掌骨之间，距离第二、第三掌骨头1.5～2厘米处。	位于双手掌面腕横纹中点两侧的带状区域。
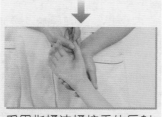	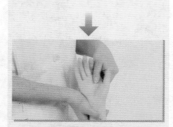	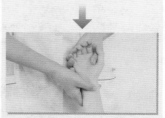
采用指揉法揉按垂体反射区1～2分钟，以局部酸痛为宜。	采用指揉法按揉肾上腺反射区1～2分钟，以局部酸痛为宜。	采用指揉法按揉子宫、阴道、尿道反射区1～2分钟，以局部酸痛为宜。

治疗闭经的反射区解析

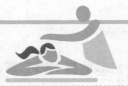

　　垂体反射区可调经统血；子宫、阴道、尿道反射区可益气固肾；肾上腺反射区可清热消炎；腹腔神经丛反射区可调经统血、健脾回阳；内生殖器反射区可益肾固精；脑干反射区可清热散风；肝反射区可保肝利胆、理气调经；子宫反射区可益气固肾、调经止带；腰椎反射区可益肾助阳。配伍治病，疗效更佳。

耳部反射区

特效反射区包括内生殖器反射区、脑干反射区、肾上腺反射区。另外，再加上肝反射区（见101页）效果更佳。

1 第一步按这里 ▼ 内生殖器反射区	**2** 第二步按这里 ▼ 脑干反射区	**3** 第三步按这里 ▼ 肾上腺反射区
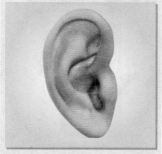	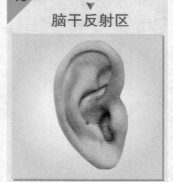	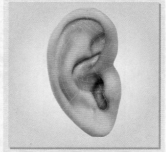
位于三角窝前1/3的下部，即三角窝2区。	位于轮屏切迹处，即对耳屏3、4区之间。	位于耳屏游离缘下部尖端，即耳屏2区后缘处。
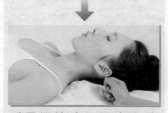	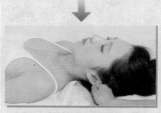	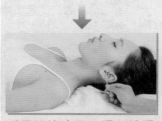
采用切按法切压内生殖器反射区1~2分钟，以按摩部位发红或有酸胀感为宜。	采用切按法切压脑干反射区1~2分钟，以按摩部位发红或有酸胀感为宜。	采用切按法切压肾上腺反射区1~2分钟，以按摩部位发红或有酸胀感为宜。

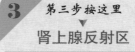

对症食疗方

桑葚红花活经茶

材料：桑葚30克，鸡血藤10克，红花2克

制作：①将红花、鸡血藤洗净后，放于锅中，加入600毫升水。②将锅置于火上，煮沸后中火煎煮成300毫升的量，再加入桑葚调和即可饮用。

功效：滋阴补血、益肾生血。

足部反射区

特效反射区包括尿道、阴道反射区，子宫反射区，腰椎反射区。

1 第一步按这里 ▼ 尿道、阴道反射区	**2** 第二步按这里 ▼ 子宫反射区	**3** 第三步按这里 ▼ 腰椎反射区
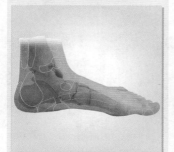	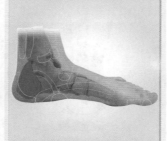	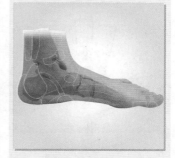
位于双足足跟内侧，自膀胱反射区向上斜穿子宫反射区的一条带状反射区。	位于双足足跟骨内侧内踝后下方的类似三角形区域。	位于双足足弓内侧缘，第一楔骨至舟骨，前接胸椎反射区，后连骶骨反射区。
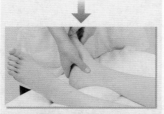	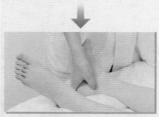	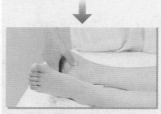
采用拇指指腹按压法按压尿道、阴道反射区2～5分钟，以局部酸痛为宜。	采用掐法掐按子宫反射区2～5分钟，以局部酸痛为宜。	采用拇指指腹推压法推压腰椎反射区2～5分钟，以局部酸痛为宜。

妇科疾病

妇科疾病

阴道炎 ｜消除瘙痒治炎症｜

　　阴道炎是阴道黏膜及黏膜下结缔组织的炎症，是妇科常见疾病。阴道炎临床上以白带的性状发生改变以及外阴瘙痒灼痛为主要表现，感染累及尿道时，可有尿痛、尿急等症状。预防阴道炎，平时就要注意保持外阴清洁干燥，避免搔抓。勤换内裤，并用温水进行洗涤。

手部反射区

特效反射区包括腹股沟反射区，子宫、阴道、尿道反射区，下身淋巴结反射区。另外，再加上肾上腺反射区（见109页）效果更佳。

1 第一步按这里 ▼ 腹股沟反射区	**2** 第二步按这里 ▼ 子宫、阴道、尿道反射区	**3** 第三步按这里 ▼ 下身淋巴结反射区
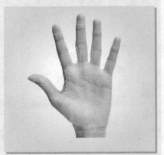	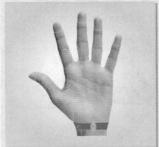	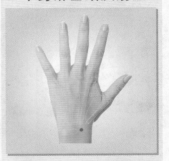
位于双手掌面腕横纹的桡侧端，桡骨头凹陷处，相当于太渊穴的位置。	位于双手掌面腕横纹中点两侧的带状区域。	位于双手背部桡侧缘，手背腕骨与桡骨之间的凹陷处。
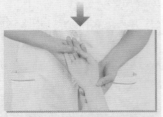	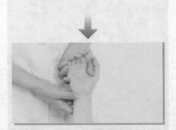	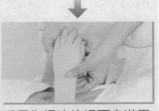
采用指揉法按揉腹股沟反射区1～2分钟，以局部酸痛为宜。	采用指按法按压子宫、阴道、尿道反射区1～2分钟，以局部酸痛为宜。	采用指揉法按揉下身淋巴结反射区1～2分钟，以局部酸痛为宜。

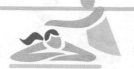

治疗阴道炎的反射区解析

　　腹股沟反射区可固肾滋阴；子宫、阴道、尿道反射区可益气固肾、消炎利尿；下身淋巴结反射区可消炎镇痛；神门反射区可舒经通络；内生殖器反射区可益肾固精；肾上腺反射区可祛风消炎；尿道、阴道反射区可益气固肾、消炎利尿；子宫反射区可调经止带；肾反射区可补肾强腰。配伍治病，疗效更佳。

耳部反射区

特效反射区包括神门反射区、内生殖器反射区、肾上腺反射区。

1 第一步按这里 ▼ 神门反射区	2 第二步按这里 ▼ 内生殖器反射区	3 第三步按这里 ▼ 肾上腺反射区
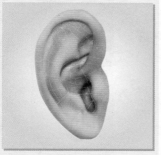	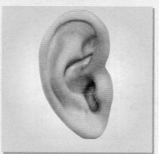	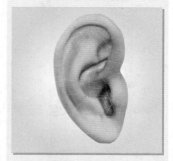
位于三角窝后1/3的上部，即三角窝4区。	位于三角窝前1/3的下部，即三角窝2区。	位于耳屏游离缘下部尖端，即耳屏2区后缘处。
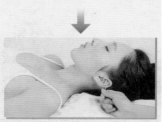	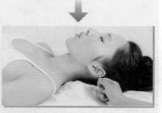	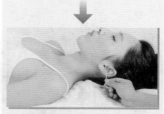
采用切按法切压神门反射区1～2分钟，以按摩部位发红或有酸胀感为宜。	采用切按法切压内生殖器反射区1～2分钟，以按摩部位发红或有酸胀感为宜。	采用切按法切压肾上腺反射区1～2分钟，以按摩部位发红或有酸胀感为宜。

妇科疾病

对症食疗方

马齿苋白果鸡蛋汤

材料：鸡蛋3个，鲜马齿苋60克，白果仁7个

制作：①将鸡蛋打碎取鸡蛋清放于碗中，鲜马齿苋、白果仁分别洗净备用。②将鲜马齿苋和白果仁捣烂后，用鸡蛋清调匀，用煮沸的水冲服。

功效：消炎、解毒、止带浊。

足部反射区

特效反射区包括尿道、阴道反射区，下身淋巴结反射区，肾反射区。另外，再加上子宫反射区（见129页）效果更佳。

1 第一步按这里
▼
尿道、阴道反射区

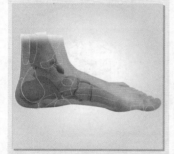

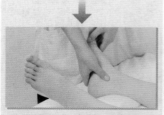

位于双足足跟内侧，自膀胱反射区向上斜穿子宫反射区的一条带状反射区。

采用拇指指腹按压法按压尿道、阴道反射区2～5分钟，以局部酸痛为宜。

2 第二步按这里
▼
下身淋巴结反射区

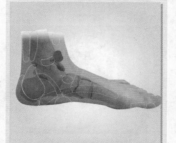

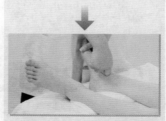

位于双足足背内侧踝骨前，由距骨、舟骨构成的凹陷处。

采用单食指叩拳法顶压下身淋巴结反射区2～5分钟，以局部酸痛为宜。

3 第三步按这里
▼
肾反射区

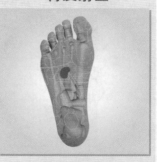

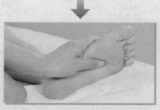

位于双足足底部，第二跖骨与第三跖骨体之间，近跖骨底处，蜷足时中央凹陷处。

采用拇指指腹按压法按压肾反射区2～5分钟，以局部酸痛为宜。

白带增多 ｜健脾升阳除湿好｜

妇科疾病

白带增多是指女性阴道分泌物量增多。白带增多分为生理性白带增多和病理性白带增多，如果白带增多伴有多种病症出现，就要警惕妇科疾病的发生。生活中要做到定期做全面的妇科体检，不要穿紧身尼龙内裤，最好选择棉质内裤，注意少用卫生护垫。

手部反射区

特效反射区包括生殖腺反射区，腹股沟反射区，子宫、阴道、尿道反射区。另外，再加上垂体反射区（见133页）效果更佳。

1 第一步按这里 ▼ 生殖腺反射区

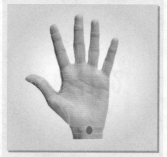

位于双手掌腕横纹中点处，相当于手厥阴心包经的大陵穴的位置。

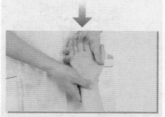

采用指揉法按揉生殖腺反射区1～2分钟，以局部酸痛为宜。

2 第二步按这里 ▼ 腹股沟反射区

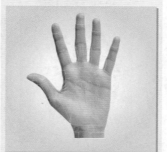

位于双手掌面腕横纹的桡侧端，桡骨头凹陷处，相当于太渊穴的位置。

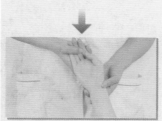

采用指揉法按揉腹股沟反射区1～2分钟，以局部酸痛为宜。

3 第三步按这里 ▼ 子宫、阴道、尿道反射区

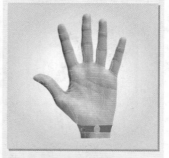

位于双手掌面腕横纹中点两侧的带状区域。

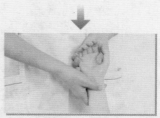

采用指揉法按揉子宫、阴道、尿道反射区1～2分钟，以局部酸痛为宜。

妇科疾病

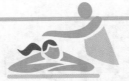

治疗白带增多的反射区解析

　　生殖腺反射区可清热利湿、益肾固带；腹股沟反射区可固肾滋阴；子宫、阴道、尿道反射区可益气固肾；盆腔反射区可舒筋活络、退热散风；内分泌反射区可调节经气；肾上腺反射区可祛风消炎；下腹部反射区可调经止痛；子宫反射区可益气固肾、调经止带。配伍治病，疗效更佳。

耳部反射区

特效反射区包括盆腔反射区、内分泌反射区、肾上腺反射区。

1 第一步按这里 ▼ 盆腔反射区	2 第二步按这里 ▼ 内分泌反射区	3 第三步按这里 ▼ 肾上腺反射区

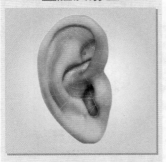

位于三角窝后1/3的下部，即三角窝5区。

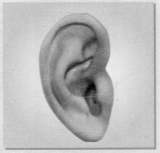

位于屏间切迹内，耳甲腔的底部，即耳甲18区。

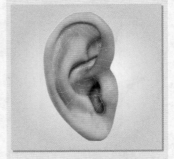

位于耳屏游离缘下部尖端，即耳屏2区后缘处。

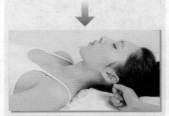

采用切按法切压盆腔反射区1～2分钟，以按摩部位发红或有酸胀感为宜。

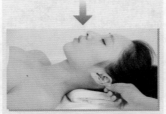

采用切按法切压内分泌反射区1～2分钟，以按摩部位发红或有酸胀感为宜。

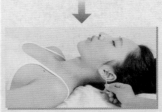

采用切按法切压肾上腺反射区1～2分钟，以按摩部位发红或有酸胀感为宜。

妇科疾病

对症食疗方

莲子芡实粥

材料：莲子（去心）100克，芡实100克，鲜荷叶50克，糯米50克

制作：①将莲子与芡实、鲜荷叶、米一同洗净放入锅中，加入适量水。②将锅置于火上，武火煮沸，改文火煮至熟，熟后加砂糖适量调食即可。

功效：固肾涩精、补脾止泄。

足部反射区

特效反射区包括下腹部反射区、子宫反射区、肾上腺反射区。另外，再加上肾反射区（见114页）效果更佳。

1 第一步按这里 ▼

下腹部反射区

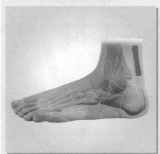

位于双小腿腓骨外侧后方，自足踝骨后方向上延伸四横指的带状区域。

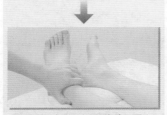

采用掐法掐按下腹部反射区2～5分钟，以局部酸痛为宜。

2 第二步按这里 ▼

子宫反射区

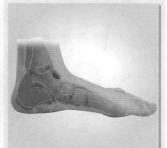

位于双足足跟骨内侧内踝后下方的类似三角形区域。

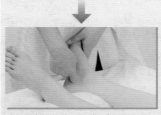

采用单食指叩拳法顶压子宫反射区2～5分钟，以局部酸痛为宜。

3 第三步按这里 ▼

肾上腺反射区

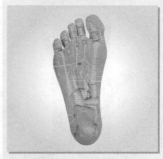

位于双足足底部，第二、三跖骨体之间，距离跖骨头近心端一拇指宽处，肾反射区前端。

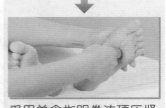

采用单食指叩拳法顶压肾上腺反射区2～5分钟，以局部酸痛为宜。

妇科疾病

不孕症 |消除此症早当妈|

　　不孕症是指夫妇同居而未避孕，经过较长时间不怀孕者。临床上分原发性不孕和继发性不孕两种。同居3年以上未受孕者，称原发性不孕；婚后曾有过妊娠，相距3年以上未受孕者，称继发性不孕。不孕是由很多因素引起的，多由于流产、妇科疾病、减肥等引起。

手部反射区

特效反射区包括生殖腺反射区，腹股沟反射区，肾反射区。另外，再加上子宫、阴道、尿道反射区（见115页）效果更佳。

1 第一步按这里 ▼ **生殖腺反射区**	**2** 第二步按这里 ▼ **腹股沟反射区**	**3** 第三步按这里 ▼ **肾反射区**

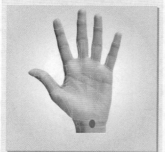

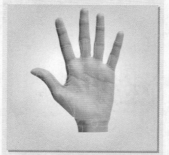

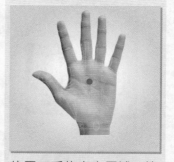

位于双手掌腕横纹中点处，相当于手厥阴心包经的大陵穴的位置。

位于双手掌面腕横纹的桡侧端，桡骨头凹陷处，相当于太渊穴的位置。

位于双手的中央区域，第三掌骨中点，相当于劳宫穴的位置。

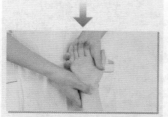

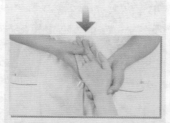

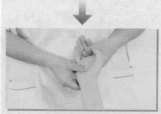

采用指揉法按揉生殖腺反射区1～2分钟，以局部酸痛为宜。

采用指按法按压腹股沟反射区1～2分钟，以局部酸痛为宜。

采用指揉法按揉肾反射区1～2分钟，以局部酸痛为宜。

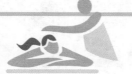

治疗不孕症的反射区解析

　　生殖腺反射区可益肾固带；腹股沟反射区可固肾滋阴；肾反射区可补肾强腰、通利二便；内生殖器反射区可益肾固精；肾上腺反射区可祛风消炎；内分泌反射区可调节经气；腹腔神经丛反射区可调经统血、健脾回阳；下腹部反射区可调经止痛；子宫反射区可益气固肾、调经止带。配伍治病，疗效更佳。

妇科疾病

耳部反射区

特效反射区包括内生殖器反射区、肾上腺反射区、内分泌反射区。

1 第一步按这里	**2** 第二步按这里	**3** 第三步按这里
内生殖器反射区	肾上腺反射区	内分泌反射区

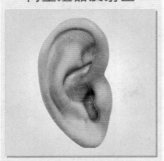

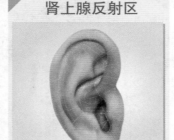

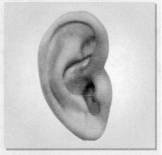

位于三角窝前1/3的下部，即三角窝2区。

位于耳屏游离缘下部尖端，即耳屏2区后缘处。

位于屏间切迹内，耳甲腔的底部，即耳甲18区。

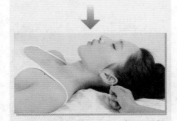

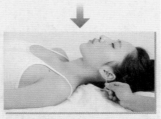

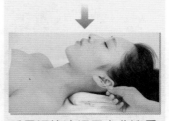

采用切按法切压内生殖器反射区1~2分钟，以按摩部位发红或有酸胀感为宜。

采用切按法切压肾上腺反射区1~2分钟，以按摩部位发红或有酸胀感为宜。

采用切按法切压内分泌反射区1~2分钟，以按摩部位发红或有酸胀感为宜。

妇科疾病

对症食疗方

枸杞核桃粥

材料：核桃仁50克，枸杞子15克，粳米200克

制作：①将枸杞洗净，核桃去壳、取肉，大米淘净。②锅内注水，放入大米，用大火煮至米粒开花。③将核桃、枸杞放入粥内同煮，粥成即可。

功效：补肾固精、滋补肝肾。

足部反射区

特效反射区包括腹腔神经丛反射区、下腹部反射区、子宫反射区。另外，再加上脑垂体反射区（见180页）效果更佳。

1 第一步按这里 ▼ 腹腔神经丛反射区

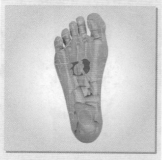

位于双足足底第二至四跖骨体处，分布于肾反射区周围的椭圆区域。

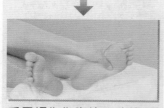

采用拇指指腹按压法按压腹腔神经丛反射区2～5分钟，以局部酸痛为宜。

2 第二步按这里 ▼ 下腹部反射区

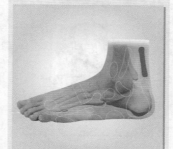

位于双小腿腓骨外侧后方，自足踝骨后方向上延伸四横指的带状区域。

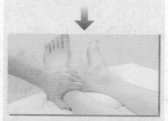

采用掐法掐按下腹部反射区2～5分钟，以局部酸痛为宜。

3 第三步按这里 ▼ 子宫反射区

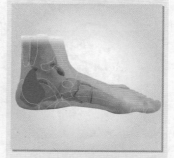

位于双足足跟骨内侧内踝后下方的类似三角形区域。

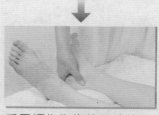

采用拇指指腹按压法按压子宫反射区2～5分钟，以局部酸痛为宜。

性冷淡 |壮阳益精补气血|

性冷淡指由于疾病、精神、年龄等因素导致的性欲缺乏，即对性生活缺乏兴趣。性冷淡的主要生理症状主要体现在：对性爱抚无反应或对快感反应不足；无性爱快感或快感不足，迟钝，缺乏性高潮；性器官发育不良或性器官萎缩，老化，细胞缺水，活性不足等。

手部反射区

特效反射区包括生殖腺反射区、腹股沟反射区、垂体反射区。另外，再加上肾上腺反射区（见109页）效果更佳。

1 第一步按这里 ▼ 生殖腺反射区	**2** 第二步按这里 ▼ 腹股沟反射区	**3** 第三步按这里 ▼ 垂体反射区
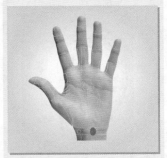	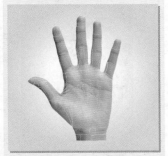	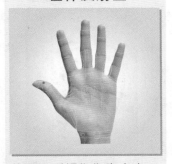
位于双手掌腕横纹中点处，相当于手厥阴心包经的大陵穴的位置。	位于双手掌面腕横纹的桡侧端，桡骨头凹陷处，相当于太渊穴的位置。	位于双手拇指指腹中央，大脑反射区深处。
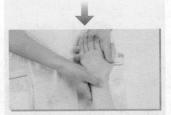	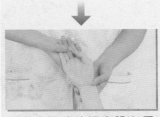	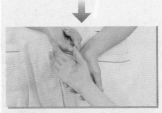
采用指揉法按揉生殖腺反射区1~2分钟，以局部酸痛为宜。	采用指揉法按揉腹股沟反射区1~2分钟，以局部酸痛为宜。	采用掐法掐按垂体反射区1~2分钟，以局部酸痛为宜。

妇科疾病

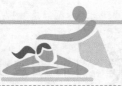

治疗性冷淡的反射区解析

生殖腺反射区可清热利湿、益肾固带；腹股沟反射区可固肾滋阴；垂体反射区可调经统血；内生殖器反射区可益肾固精；交感反射区可通络止痛；肾上腺反射区可祛风消炎；下腹部反射区可调经止痛；子宫反射区可益气固肾、调经止带；尿道、阴道反射区可益气固肾，消炎利尿。配伍治病，疗效更佳。

耳部反射区

特效反射区包括内生殖器反射区、交感反射区、肾上腺反射区。

1 第一步按这里 ▼ 内生殖器反射区	2 第二步按这里 ▼ 交感反射区	3 第三步按这里 ▼ 肾上腺反射区
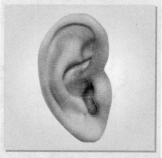	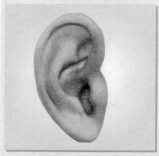	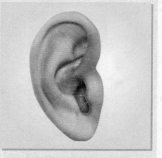
位于三角窝前1/3的下部，即三角窝2区。	位于对耳轮下脚前端与耳轮内缘交界处，即对耳轮6区前端。	位于耳屏游离缘下部尖端，即耳屏2区后缘处。
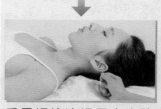	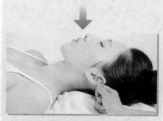	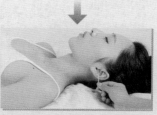
采用切按法切压内生殖器反射区1~2分钟，以按摩部位发红或有酸胀感为宜。	采用切按法切压交感反射区1~2分钟，以按摩部位发红或有酸胀感为宜。	采用切按法切压肾上腺反射区1~2分钟，以按摩部位发红或有酸胀感为宜。

对症食疗方

米酒蒸子鸡

材料：未啼公鸡1只，糯米酒500克，葱丝、姜片、花椒各适量

制作：①将鸡收拾干净，洗净切块。②把鸡肉放锅内，加葱丝、姜片、花椒及糯米酒，蒸熟食用。

功效：子鸡可温肾逐寒、祛湿止痛；米酒可以活气养血。

足部反射区

特效反射区包括下腹部反射区，子宫反射区，尿道、阴道反射区。另外，再加上肾上腺反射区（见129页）效果更佳。

1 第一步按这里	**2** 第二步按这里	**3** 第三步按这里
下腹部反射区	**子宫反射区**	**尿道、阴道反射区**

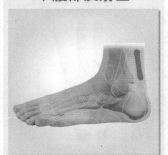

位于双小腿腓骨外侧后方，自足踝骨后方向上延伸四横指的带状区域。

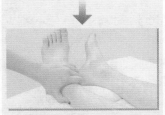

采用掐法掐按下腹部反射区2～5分钟，以局部酸痛为宜。

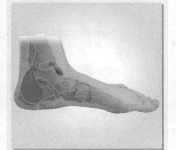

位于双足足跟骨内侧内踝后下方的类似三角形区域。

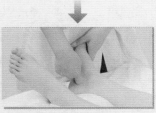

采用单食指叩拳法顶压子宫反射区2～5分钟，以局部酸痛为宜。

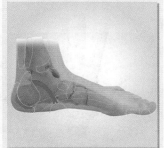

位于双足足跟内侧，自膀胱反射区向上斜穿子宫反射区的一条带状反射区。

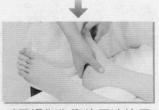

采用拇指指腹按压法按压尿道、阴道反射区2～5分钟，以局部酸痛为宜。

男科疾病

遗精 ｜补心养肾除隐疾｜

遗精是指无性交而精液自行外泄的男性疾病。睡眠时精液外泄者为梦遗；清醒时精液外泄者为滑精，无论是梦遗还是滑精都统称为遗精。一般成人男性遗精一周不超过1次属正常的生理现象；如果一周数次或一日数次，并伴有精神萎靡、腰酸、心慌，则属于病理性遗精。

手部反射区

特效反射区包括生殖腺反射区、腹股沟反射区、前列腺反射区。另外，再加上垂体反射区（见172页）效果更佳。

1 第一步按这里	2 第二步按这里	3 第三步按这里
▼	▼	▼
生殖腺反射区	**腹股沟反射区**	**前列腺反射区**

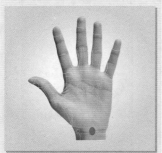

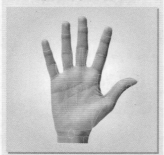

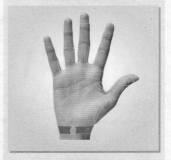

位于双手掌腕横纹中点处，相当于手厥阴心包经的大陵穴的位置。

位于双手掌面腕横纹的桡侧端，桡骨头凹陷处，相当于太渊穴的位置。

位于双手掌面腕横纹中点两侧的带状区域。

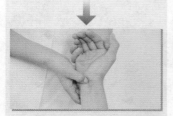

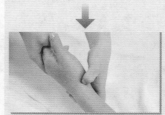

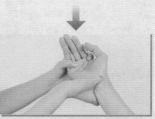

采用掐法掐按生殖腺反射区1～2分钟，以局部酸痛为宜。

采用掐法掐按腹股沟反射区1～2分钟，以局部酸痛为宜。

采用掐法掐按前列腺反射区1～2分钟，以局部酸痛为宜。

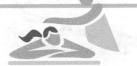

治疗遗精的反射区解析

生殖腺反射区可清热利湿、益肾固带；腹股沟反射区可固肾滋阴；前列腺反射区可益气固肾；肾上腺反射区可祛风消炎；内生殖器反射区可益肾固精；内分泌反射区可调节经气；肾反射区可补肾强腰。配伍治病，疗效更佳。

男科疾病

耳部反射区

特效反射区包括肾上腺反射区、内生殖器反射区、内分泌反射区。

1 第一步按这里 ▼ 肾上腺反射区	**2** 第二步按这里 ▼ 内生殖器反射区	**3** 第三步按这里 ▼ 内分泌反射区
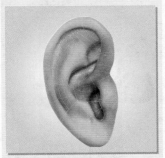	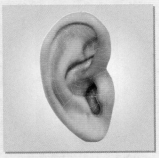	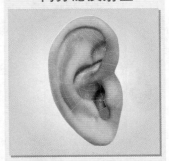
位于耳屏游离缘下部尖端，即耳屏2区后缘处。	位于三角窝前1/3的下部，即三角窝2区。	位于屏间切迹内，耳甲腔的底部，即耳甲18区。
↓	↓	↓
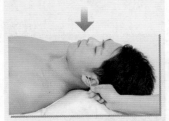	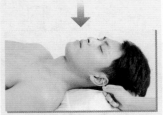	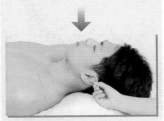
采用切按法切压肾上腺反射区1~2分钟，以按摩部位发红或有酸胀感为宜。	采用搓摩法搓摩内生殖器反射区1~2分钟，以按摩部位发红或有酸胀感为宜。	采用切按法切压内分泌反射区1~2分钟，以按摩部位发红或有酸胀感为宜。

男科疾病

对症食疗方

莲子冰糖益精茶

材料：茶叶10克，莲子（带心）50克，冰糖30克

制作：①先将莲子浸泡数小时，放于锅中。②将锅置于火上，加入冰糖炖至烂熟。③再用沸水泡茶取汁，与炖好的莲子冰糖水搅拌服饮即可。

功效：健脾养心、固精止泻。

足部反射区

特效反射区包括前列腺反射区、肾反射区、内尾骨反射区。另外，再加上生殖腺反射区（见141页）效果更佳。

1 第一步按这里 ▼ 前列腺反射区

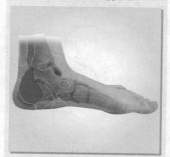

位于双足足跟骨内侧内踝后下方的类似三角形区域。

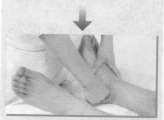

采用单食指叩拳法顶压前列腺反射区2～5分钟，以局部酸痛为宜。

2 第二步按这里 ▼ 肾反射区

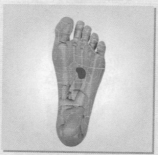

位于双足足底部，第二跖骨与第三跖骨体之间，近跖骨底处，蜷足时中央凹陷处。

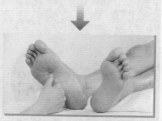

采用掐法掐按肾反射区2～5分钟，以局部酸痛为宜。

3 第三步按这里 ▼ 内尾骨反射区

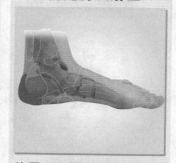

位于双足跟内侧，沿跟骨结节向后内侧呈"L"形区域。

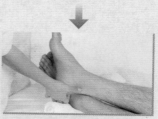

采用拇指指腹按压法按压内尾骨反射区2～5分钟，以局部酸痛为宜。

早泄 |固精止泻拾尊严|

　　早泄是指性交时间极短，或阴茎插入阴道就射精，随后阴茎即疲软，不能正常进行性交的一种病症，是一种最常见的男性性功能障碍。中医认为多由于房劳过度或频犯手淫，导致肾精亏耗，肾阴不足，或体虚羸弱，虚损遗精日久，肾气不固，导致肾阴阳俱虚所致。

手部反射区

　　特效反射区包括生殖腺反射区、肾反射区、肾上腺反射区。另外，再加上输尿管反射区（见023页）效果更佳。

1 第一步按这里 ▼ 生殖腺反射区	2 第二步按这里 ▼ 肾反射区	3 第三步按这里 ▼ 肾上腺反射区
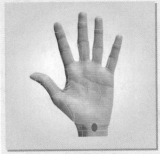	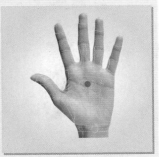	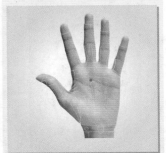
位于双手掌腕横纹中点处，相当于手厥阴心包经的大陵穴的位置。	位于双手的中央区域，第三掌骨中点，相当于劳宫穴的位置。	位于双手掌面第二、第三掌骨之间，距离第二、第三掌骨头1.5～2厘米处。
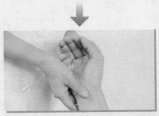	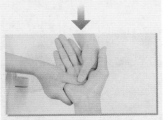	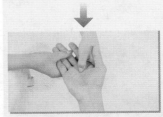
采用指揉法按揉生殖腺反射区1～2分钟，以局部酸痛为宜。	采用指按法按压肾反射区1～2分钟，以局部酸痛为宜。	采用掐法掐按肾上腺反射区1～2分钟，以局部酸痛为宜。

男科疾病

治疗早泄的反射区解析

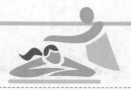

生殖腺反射区可清热利湿、益肾固带；肾反射区可补肾强腰；肾上腺反射区可祛风消炎；交感反射区可疏肝理气；内分泌反射区可调节经气；前列腺反射区可益气固肾。配伍治病，疗效更佳。

耳部反射区

特效反射区包括肾上腺反射区、交感反射区、内分泌反射区。另外，再加上三焦反射区（见173页）效果更佳。

1 第一步按这里	2 第二步按这里	3 第三步按这里
▼	▼	▼
肾上腺反射区	交感反射区	内分泌反射区

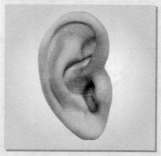
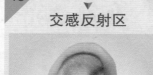
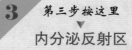

位于耳屏游离缘下部尖端，即耳屏2区后缘处。

位于对耳轮下脚前端与耳轮内缘交界处，即对耳轮6区前端。

位于屏间切迹内，耳甲腔的底部，即耳甲18区。

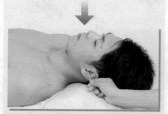
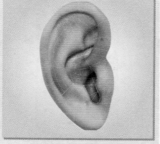
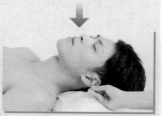
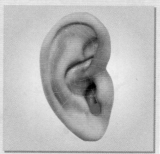
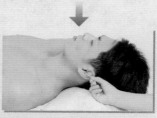

采用切按法切压肾上腺反射区1～2分钟，以按摩部位发红或有酸胀感为宜。

采用切按法切压交感反射区1～2分钟，以按摩部位发红或有酸胀感为宜。

采用切按法切压内分泌反射区1～2分钟，以按摩部位发红或有酸胀感为宜。

对症食疗方

北芪杞子炖乳鸽

材料：北芪30克，杞子30克，乳鸽200克，盐适量

制作：①将乳鸽去毛及内脏，斩件，洗净；北芪、杞子洗净。②将乳鸽、北芪、杞子一同放入炖盅内，加适量水、食用盐，隔水炖熟即可。

功效：补心益脾、固摄精气。

男科疾病

足部反射区

特效反射区包括生殖腺反射区、前列腺反射区、肾反射区。

1 第一步按这里 ▼ 生殖腺反射区	2 第二步按这里 ▼ 前列腺反射区	3 第三步按这里 ▼ 肾反射区
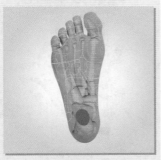	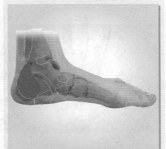	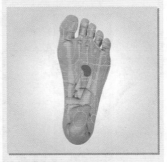
位于双足足底跟骨中央处。	位于双足足跟骨内侧内踝后下方的类似三角形区域。	位于双足足底部，第二跖骨与第三跖骨体之间，近跖骨底处，蜷足时中央凹陷处。
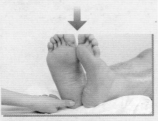	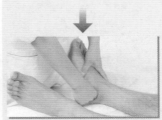	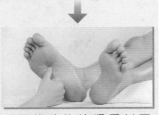
采用拇指指腹按压法按压生殖腺反射区2~5分钟，以局部酸痛为宜。	采用单食指叩拳法顶压前列腺反射区2~5分钟，以局部酸痛为宜。	采用掐法掐按肾反射区2~5分钟，以局部酸痛为宜。

阳痿 ｜温肾壮阳振雄风｜

　　阳痿即勃起功能障碍，是指在企图性交时，阴茎勃起硬度不足于插入阴道，或阴茎勃起硬度维持时间不足于完成满意的性生活的病症。男性阴茎勃起是一个复杂的过程，与大脑、激素、情感、神经等都有关联。前面一个或多个原因都有可能导致男性勃起功能障碍。

手部反射区

　　特效反射区包括生殖腺反射区、腹股沟反射区、前列腺反射区。另外，再加上垂体反射区（见172页）效果更佳。

1 第一步按这里 ▼ 生殖腺反射区	2 第二步按这里 ▼ 腹股沟反射区	3 第三步按这里 ▼ 前列腺反射区
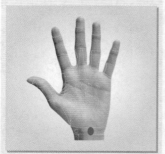	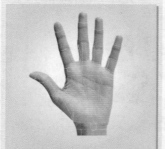	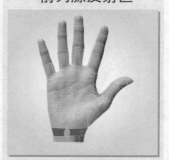
位于双手掌腕横纹中点处，相当于手厥阴心包经的大陵穴的位置。	位于双手掌面腕横纹的桡侧端，桡骨头凹陷处，相当于太渊穴的位置。	位于双手掌面腕横纹中点两侧的带状区域。
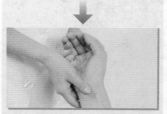	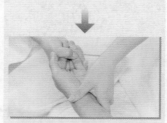	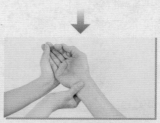
采用指揉法按揉生殖腺反射区1~2分钟，以局部酸痛为宜。	采用指揉法按揉腹股沟反射区1~2分钟，以局部酸痛为宜。	采用指按法按压前列腺反射区1~2分钟，以局部酸痛为宜。

治疗阳痿的反射区解析

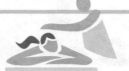

　　生殖腺反射区可清热利湿、益肾固带；腹股沟反射区可固肾滋阴；前列腺反射区可益气固肾；内生殖器反射区可益肾固精；交感反射区可疏肝理气；肾上腺反射区可祛风消炎；外尾骨反射区可活血止痛；肾反射区可补肾强腰。配伍治病，疗效更佳。

耳部反射区

特效反射区包括内生殖器反射区、交感反射区、肾上腺反射区。

1　第一步按这里	2　第二步按这里	3　第三步按这里
▼	▼	▼
内生殖器反射区	**交感反射区**	**肾上腺反射区**
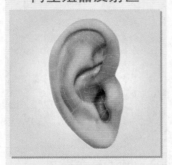	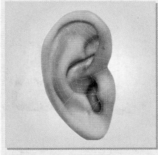	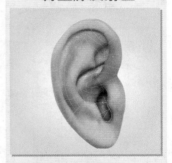
位于三角窝前1/3的下部，即三角窝2区。	位于对耳轮下脚前端与耳轮内缘交界处，即对耳轮6区前端。	位于耳屏游离缘下部尖端，即耳屏2区后缘处。
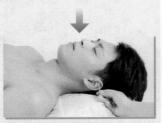	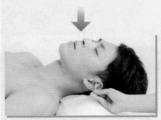	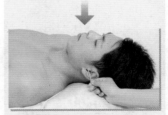
采用切按法切压内生殖器反射区1～2分钟，以按摩部位发红或有酸胀感为宜。	采用切按法切压交感反射区1～2分钟，以按摩部位发红或有酸胀感为宜。	采用切按法切压肾上腺反射区1～2分钟，以按摩部位发红或有酸胀感为宜。

男科疾病

对症食疗方

当归牛尾虫草汤

材料：当归30克，虫草3克，牛尾1条，瘦肉100克，盐适量

制作：①瘦肉洗净，切块；当归用水略冲；虫草洗净；牛尾去毛，洗净，切段。②将以上所有材料一起放入砂锅内蒸煮，待肉熟，调入盐即可。

功效：添精补髓、补肾壮阳。

足部反射区

特效反射区包括生殖腺反射区、外尾骨反射区、肾反射区。另外，再加上膀胱反射区（见078页）效果更佳。

1 第一步按这里	2 第二步按这里	3 第三步按这里
▼ 生殖腺反射区	▼ 外尾骨反射区	▼ 肾反射区

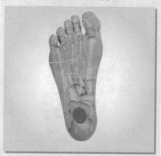

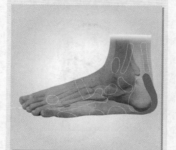

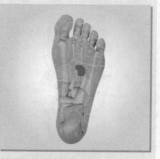

位于双足足底跟骨中央处。

位于双足外侧，沿跟骨结节向后方外侧的一带状区域。

位于双足足底部，第二跖骨与第三跖骨体之间，近跖骨底处，蜷足时中央凹陷处。

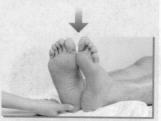

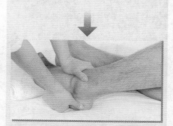

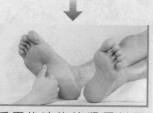

采用拇指指腹按压法按压生殖腺反射区2～5分钟，以局部酸痛为宜。

采用拇指指腹按压法按压外尾骨反射区2～5分钟，以局部酸痛为宜。

采用掐法掐按肾反射区2～5分钟，以局部酸痛为宜。

男科疾病

前列腺炎 ｜通利水道补肾气｜

前列腺炎是现在成年男性常见病之一，是由多种复杂原因和诱因引起的前列腺的炎症。前列腺炎的临床表现具有多样化的特征，以尿道刺激症状和慢性盆腔疼痛为其主要表现。其中尿道症状为尿急、尿频，排尿时有烧灼感，排尿疼痛，可伴有排尿终末血尿等。

手部反射区

特效反射区包括前列腺反射区、腹股沟反射区、肾反射区。另外，再加上输尿管反射区（见023页）效果更佳。

1 第一步按这里 ▼ 前列腺反射区	**2** 第二步按这里 ▼ 腹股沟反射区	**3** 第三步按这里 ▼ 肾反射区
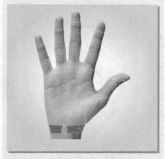	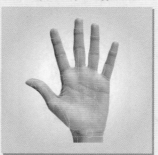	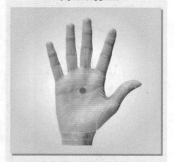
位于双手掌面腕横纹中点两侧的带状区域。	位于双手掌面腕横纹的桡侧端，桡骨头凹陷处，相当于太渊穴的位置。	位于双手的中央区域，第三掌骨中点，相当于劳宫穴的位置。
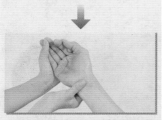	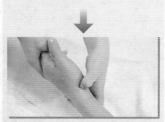	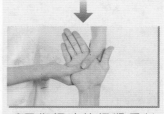
采用指按法按压前列腺反射区1~2分钟，以局部酸痛为宜。	采用掐法掐按腹股沟反射区1~2分钟，以局部酸痛为宜。	采用指揉法按揉肾反射区1~2分钟，以局部酸痛为宜。

男科疾病

治疗前列腺炎的反射区解析

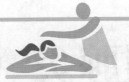

　　前列腺反射区可益气固肾；腹股沟反射区可固肾滋阴；肾反射区可补肾强腰；三焦反射区可清利三焦；内分泌反射区可调理经气；肾上腺反射区可祛风消炎；生殖腺反射区可清热利湿、益肾固带。配伍治病，疗效更佳。

耳部反射区

特效反射区包括三焦反射区、内分泌反射区、肾上腺反射区。

1 第一步按这里	2 第二步按这里	3 第三步按这里
三焦反射区	**内分泌反射区**	**肾上腺反射区**
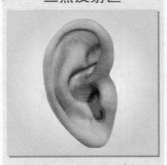	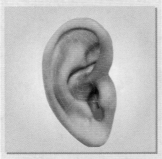	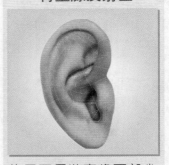
位于外耳门后下，肺与内分泌反射区之间，即耳甲17区。	位于屏间切迹内，耳甲腔的底部，即耳甲18区。	位于耳屏游离缘下部尖端，即耳屏2区后缘处。
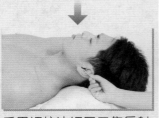	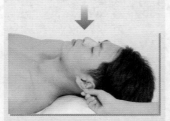	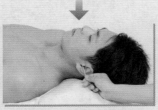
采用切按法切压三焦反射区1～2分钟，以按摩部位发红或有酸胀感为宜。	采用切按法切压内分泌反射区1～2分钟，以按摩部位发红或有酸胀感为宜。	采用切按法切压肾上腺反射区1～2分钟，以按摩部位发红或有酸胀感为宜。

男科疾病

对症食疗方

莲花甘草清腺茶

材料：绿茶2～3克，莲花15～25克，甘草5克

制作：①将莲花与甘草洗净后，放入锅中，加水300毫升煮沸。②在煮好的药汁中加入绿茶，冷却后服用。

功效：莲花能清心凉血、清热解毒。配伍饮用，能抗菌消炎。

足部反射区

特效反射区包括生殖腺反射区、前列腺反射区、肾上腺反射区。另外，再加上肾反射区（见144页）效果更佳。

1 第一步按这里	2 第二步按这里	3 第三步按这里
▼	▼	▼
生殖腺反射区	前列腺反射区	肾上腺反射区

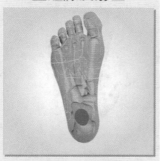

位于双足足底跟骨中央处。

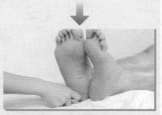

采用单食指叩拳法顶压生殖腺反射区2～5分钟，以局部酸痛为宜。

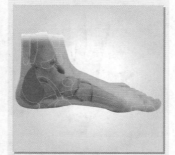

位于双足足跟骨内侧内踝后下方的类似三角形区域。

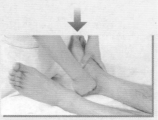

采用单食指叩拳法顶压前列腺反射区2～5分钟，以局部酸痛为宜。

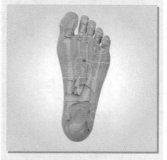

位于双足足底部，第二、三跖骨体之间，距离跖骨头近心端一拇指宽处，肾反射区前端。

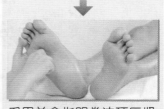

采用单食指叩拳法顶压肾上腺反射区2～5分钟，以局部酸痛为宜。

颈椎病 ｜舒经活络松筋骨｜

颈椎病多因颈椎骨、椎间盘及其周围纤维结构损害，致使颈椎间隙变窄，关节囊松弛，内平衡失调所致。主要临床表现为头、颈、肩、臂、上胸、背疼痛或麻木、酸沉、放射性痛，头晕、无力，上肢及手的感觉明显减退，部分患者有明显的肌肉萎缩。

手部反射区

特效反射区包括颈椎反射区、颈肩区反射区、颈项反射区。另外，再加上输尿管反射区（见023页）效果更佳。

1 第一步按这里 ▼ 颈椎反射区	**2** 第二步按这里 ▼ 颈肩区反射区	**3** 第三步按这里 ▼ 颈项反射区
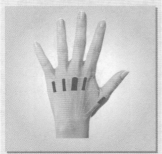	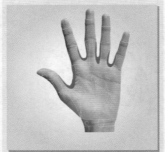	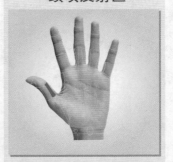
位于手背部，各掌骨背侧远端1/5处。	位于双手各指根部近节指骨的两侧及各掌指关节结合部，手背面为颈肩后区，手掌面为颈肩前区。	位于双手拇指近节掌面和背侧。
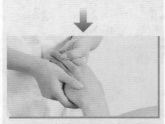	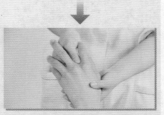	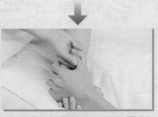
采用指按法按压颈椎反射区1~2分钟，以局部酸痛为宜。	采用指揉法按揉颈肩区反射区1~2分钟，以局部酸痛为宜。	采用指按法按压颈项反射区1~2分钟，以局部酸痛为宜。

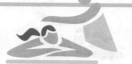

治疗颈椎病的反射区解析

颈椎反射区可理气活血；颈肩区反射区可祛风散寒、通关开窍；颈项反射区、肩反射区、神门反射区、斜方肌反射区可舒筋活络；肾上腺反射区可祛风消炎。配伍治病，疗效更佳。

骨伤科疾病

耳部反射区

特效反射区包括颈椎反射区、神门反射区、肩反射区。另外，再加上肾上腺反射区（见146页）效果更佳。

1 第一步按这里 ▼ 颈椎反射区	**2** 第二步按这里 ▼ 神门反射区	**3** 第三步按这里 ▼ 肩反射区
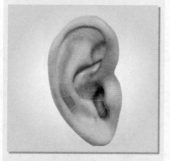	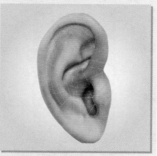	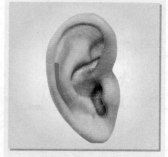
位于颈区后方，即对耳轮13区。	位于三角窝后1/3的上部，即三角窝4区。	位于肘区的下方处，即耳舟4、5区。
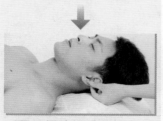	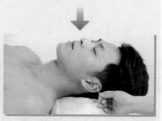	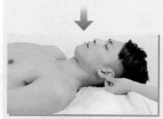
采用捏揉法揉动颈椎反射区1～2分钟，以按摩部位发红或有酸胀感为宜。	采用切按法切压神门反射区1～2分钟，以按摩部位发红或有酸胀感为宜。	采用捏揉法揉动肩反射区1～2分钟，以按摩部位发红或有酸胀感为宜。

骨伤科疾病

对症食疗方

川芎白芷炖鱼头

材料：川芎15克，白芷15克，鳙鱼头1个

制作：①川芎、白芷分别切片，洗净鱼头。②将材料一起放入锅内，加入调料和水适量，先用武火烧沸后，改用文火炖熟。

功效：祛风散寒、活血通络。

足部反射区

特效反射区包括颈椎反射区、斜方肌反射区、颈项反射区。另外，再加上肾反射区（见144页）效果更佳。

1 第一步按这里
颈椎反射区

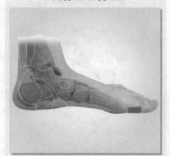

位于双足拇趾根部内侧横纹尽头。

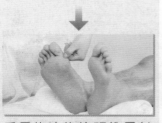

采用掐法掐按颈椎反射区2~5分钟，以局部酸痛为宜。

2 第二步按这里
斜方肌反射区

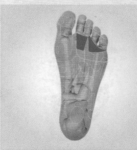

位于双足底眼、耳反射区的近心端，呈一横指宽的带状区。

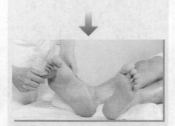

采用刮压法刮压斜方肌反射区2~5分钟，以局部酸痛为宜。

3 第三步按这里
颈项反射区

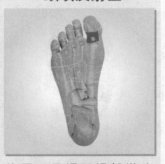

位于双足拇趾根部横纹处。

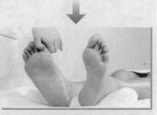

采用拇指指腹按压法按压颈项反射区2~5分钟，以局部酸痛为宜。

骨伤科疾病

腰痛 | 通经活络止疼痛 |

腰酸背痛指脊柱骨和关节及其周围软组织等病损的一种症状。常用以形容劳累过度。日间劳累症状加重，休息后减轻，日久可使肌纤维变性，甚而少量撕裂，形成疤痕或纤维索条或粘连，遗留长期慢性腰背痛。中医认为本病因感受寒湿、肾亏体虚或跌仆外伤所致。

手部反射区

特效反射区包括腰椎反射区、髋关节反射区、肝反射区。另外，再加上肾反射区（见160页）效果更佳。

1 第一步按这里 ▼ 腰椎反射区	**2** 第二步按这里 ▼ 髋关节反射区	**3** 第三步按这里 ▼ 肝反射区
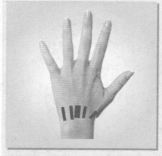	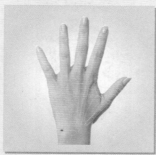	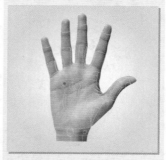
位于双手背侧，各掌骨近端，约占整个掌骨体的2/5。	位于双手背侧，尺骨和桡骨茎突骨面的周围。	位于右手的掌面，第四、第五掌骨体之间近掌骨头处。
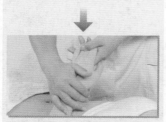	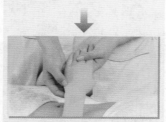	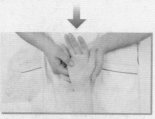
采用擦法推擦腰椎反射区1～2分钟，以局部酸痛为宜。	采用掐法掐按髋关节反射区1～2分钟，以局部酸痛为宜。	采用指按法按压肝反射区1～2分钟，以局部酸痛为宜。

骨伤科疾病

治疗腰痛的反射区解析

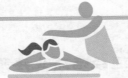

　　腰椎反射区可强筋健骨、益肾助阳；髋关节反射区可通经止痛；肝反射区可调整经气；腰骶椎反射区可补肾强腰、理气止痛；坐骨神经反射区可舒筋、活血、止痛；神门反射区可舒筋通络。配伍治病，疗效更佳。

耳部反射区

特效反射区包括腰骶椎反射区、坐骨神经反射区、神门反射区。

1 第一步按这里	**2** 第二步按这里	**3** 第三步按这里
▼ **腰骶椎反射区**	▼ **坐骨神经反射区**	▼ **神门反射区**

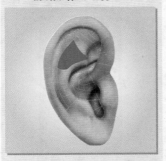

位于腹区后方，即对耳轮9区。

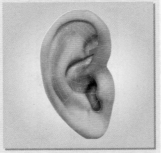

位于对耳轮下脚的前2/3处，即对耳轮6区。

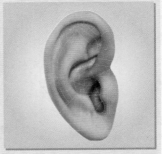

位于三角窝后1/3的上部，即三角窝4区。

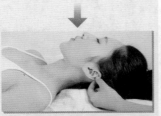

采用切按法切压腰骶椎反射区1～2分钟，以按摩部位发红或有酸胀感为宜。

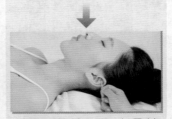

采用切按法切压坐骨神经反射区1～2分钟，以按摩部位发红或有酸胀感为宜。

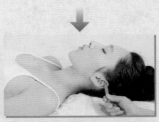

采用搓摩法搓摩神门反射区1～2分钟，以按摩部位发红或有酸胀感为宜。

骨伤科疾病

对症食疗方

桃仁姜枣汤

材料：桃仁（打碎）、生姜、大枣各10克，米酒适量

制作：①将桃仁、生姜、大枣洗净，备用。②将上述材料调以米酒，煮汤服用。

功效：桃仁能活血止痛。三者配伍可舒经活络、活血益气。

足部反射区

特效反射区包括腰椎反射区、髋关节反射区、坐骨神经反射区。另外，再加上肾反射区（见144页）效果更佳。

1 第一步按这里 ▼ 腰椎反射区	2 第二步按这里 ▼ 髋关节反射区	3 第三步按这里 ▼ 坐骨神经反射区
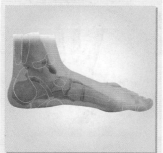	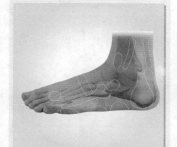	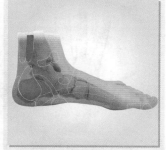
位于双足足弓内侧缘第一楔骨至舟骨，前接胸椎反射区，后连骶骨反射区。	位于双足内踝下缘及外踝下缘，呈弧形区域。	位于双腿内踝关节后上方起，沿胫骨后缘上行至胫骨内侧下。
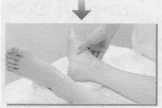	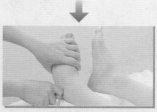	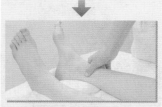
采用拇指指腹按压法按压腰椎反射区2～5分钟，以局部酸痛为宜。	采用单食指叩拳法顶压髋关节反射区2～5分钟，以局部酸痛为宜。	采用拇指指腹按压法按压坐骨神经反射区2～5分钟，以局部酸痛为宜。

骨伤科疾病

肩周炎 | 舒展筋骨治肩痛 |

肩周炎是肩部关节囊和关节周围软组织的一种退行性、炎症性慢性疾患。主要临床表现为患肢肩关节疼痛，活动受限，日久肩关节肌肉可出现废用性萎缩。中医认为本病多由气血不足，营卫不固，风、寒、湿之邪侵袭肩部经络，致使筋脉收引，气血运行不畅而成。

手部反射区

特效反射区包括颈肩区反射区、颈椎反射区、颈项反射区。

1 第一步按这里 ▼ 颈肩区反射区

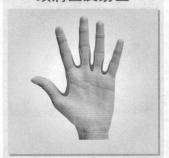

位于双手各指根部近节指骨的两侧及各掌指关节结合部，手背面为颈肩后区，手掌面为颈肩前区。

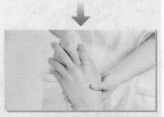

采用指揉法按揉颈肩区反射区1~2分钟，以局部酸痛为宜。

2 第二步按这里 ▼ 颈椎反射区

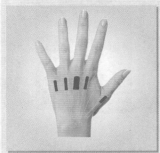

位于手背部，各掌骨背侧远端1/5处。

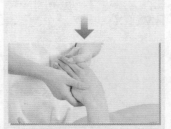

采用指揉法按揉颈椎反射区1~2分钟，以局部酸痛为宜。

3 第三步按这里 ▼ 颈项反射区

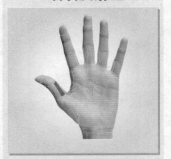

位于双手拇指近节掌面和背侧。

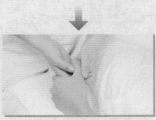

采用掐法掐按颈项反射区1~2分钟，以局部酸痛为宜。

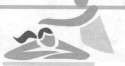

治疗肩周炎的反射区解析

　　颈肩区反射区可祛风散寒、通关开窍；颈椎反射区可理气活血；颈项反射区、肩反射区可舒筋活络；神门反射区可舒筋通络；斜方肌反射区可祛瘀散寒；肩关节反射区可舒筋活络、祛风止痛。配伍治病，疗效更佳。

骨伤科疾病

耳部反射区

特效反射区包括肩反射区、神门反射区、颈椎反射区。

1 第一步按这里 ▼ 肩反射区	2 第二步按这里 ▼ 神门反射区	3 第三步按这里 ▼ 颈椎反射区
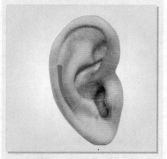	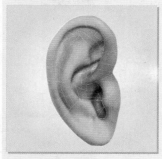	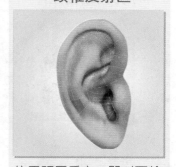
位于肘区的下方处，即耳舟4、5区。	位于三角窝后1/3的上部，即三角窝4区。	位于颈区后方，即对耳轮13区。
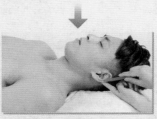	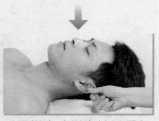	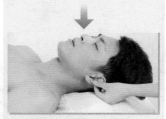
采用搓摩法搓摩肩反射区1~2分钟，以按摩部位发红或有酸胀感为宜。	采用搓摩法搓摩神门反射区1~2分钟，以按摩部位发红或有酸胀感为宜。	采用捏揉法揉动颈椎反射区1~2分钟，以按摩部位发红或有酸胀感为宜。

骨伤科疾病

对症食疗方

杜仲肉桂舒肩茶

材料：杜仲12克，肉桂9克，铁观音6克

制作：①将杜仲、肉桂洗净，备用。②取杜仲、肉桂加水适量煎煮15分钟，过滤取汁冲泡铁观音饮用。

功效：杜仲可补肝肾、强筋骨；肉桂能促进血液循环。

足部反射区

特效反射区包括肩关节反射区、颈椎反射区、颈项反射区。另外，再加上膀胱反射区（见078页）效果更佳。

1 第一步按这里 ▼ 肩关节反射区

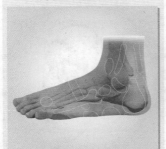

位于双足足底外侧，小趾骨与跖骨关节处，以及足背的小趾骨外缘与凸起趾骨与跖骨关节处。

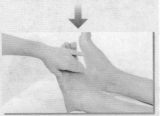

采用拇指指腹按压法按压肩关节反射区2~5分钟，以局部酸痛为宜。

2 第二步按这里 ▼ 颈椎反射区

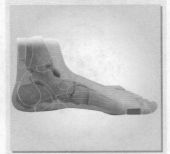

位于双足拇趾根部内侧横纹尽头。

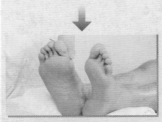

采用拇指指腹按压法按压颈椎反射区2~5分钟，以局部酸痛为宜。

3 第三步按这里 ▼ 颈项反射区

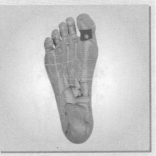

位于双足拇趾根部横纹处。

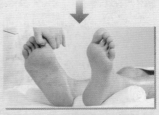

采用拇指指腹按压法按压颈项反射区2~5分钟，以局部酸痛为宜。

急性腰扭伤 |通络止痛好办法|

　　急性腰扭伤是由于腰部的肌肉、筋膜、韧带等部分软组织突然受到外力的作用过度牵拉所引起的急性损伤，主要原因有肢体姿势不正确、用力过猛、活动时无准备等。临床表现有：伤后立即出现剧烈疼痛，疼痛为持续性的，严重者可造成关节突骨折和隐性脊椎裂等。

手部反射区

特效反射区包括腰椎反射区、髋关节反射区、尾骨反射区。

1 第一步按这里 ▼ 腰椎反射区	**2** 第二步按这里 ▼ 髋关节反射区	**3** 第三步按这里 ▼ 尾骨反射区
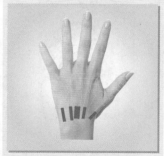	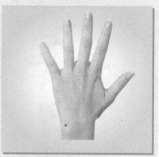	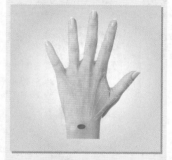
位于双手背侧，各掌骨近端，约占整个掌骨体的2/5。	位于双手背侧，尺骨和桡骨茎突骨面的周围。	位于双手背侧，腕背横纹区域。
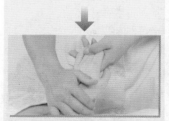	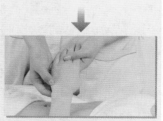	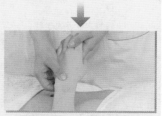
采用擦法推擦腰椎反射区1~2分钟，以局部酸痛为宜。	采用掐法掐按髋关节反射区1~2分钟，以局部酸痛为宜。	采用指按法按压尾骨反射区1~2分钟，以局部酸痛为宜。

治疗急性腰扭伤的反射区解析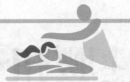

　　腰椎反射区可强筋健骨、益肾助阳；髋关节反射区可通经止痛；尾骨反射区可祛风舒筋；腰骶椎反射区可补肾强腰、理气止痛；皮质下反射区可通经活络；坐骨神经反射区可舒筋、活血、止痛。配伍治病，疗效更佳。

耳部反射区

特效反射区包括腰骶椎反射区、皮质下反射区、坐骨神经反射区。

1 第一步按这里	**2** 第二步按这里	**3** 第三步按这里
腰骶椎反射区	**皮质下反射区**	**坐骨神经反射区**
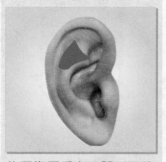	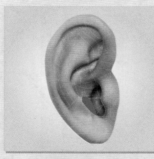	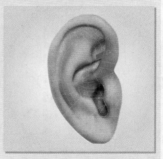
位于腹区后方，即对耳轮9区。	位于对耳屏内侧面，即对耳屏4区。	位于对耳轮下脚的前2/3处，即对耳轮6区。
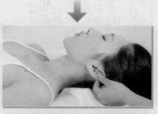	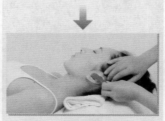	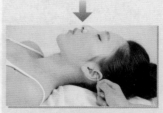
采用捏揉法揉动腰骶椎反射区1～2分钟，以按摩部位发红或有酸胀感为宜。	采用刮拭法刮拭皮质下反射区1～2分钟，以按摩部位发红或有酸胀感为宜。	采用切按法切压坐骨神经反射区1～2分钟，以按摩部位发红或有酸胀感为宜。

骨伤科疾病

对症食疗方

核桃仁红糖酒

材料：核桃仁60克，红糖30克，黄酒30毫升

制作：①将核桃仁洗净，捣碎备用。②把核桃仁和黄酒共煮熟，放入红糖，晚上睡前服用。

功效：核桃仁可滋补肝肾、强健筋骨；黄酒可改善血液循环。

足部反射区

特效反射区包括腰椎反射区、髋关节反射区、坐骨神经反射区。另外，再加上肾反射区（见162页）效果更佳。

1 第一步按这里 ▼ 腰椎反射区

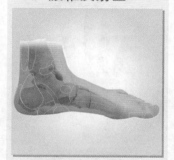

位于双足足弓内侧缘第一楔骨至舟骨，前接胸椎反射区，后连骶骨反射区。

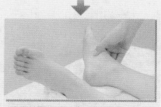

采用拇指指腹按压法按压腰椎反射区2～5分钟，以局部酸痛为宜。

2 第二步按这里 ▼ 髋关节反射区

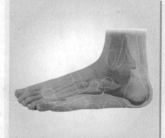

位于双足内踝下缘及外踝下缘，呈弧形区域。

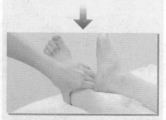

采用拇指指腹推压法推压髋关节反射区2～5分钟，以局部酸痛为宜。

3 第三步按这里 ▼ 坐骨神经反射区

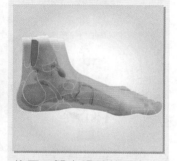

位于双腿内踝关节后上方起，沿胫骨后缘上行至胫骨内侧下。

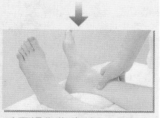

采用拇指指腹按压法按压坐骨神经反射区2～5分钟，以局部酸痛为宜。

腰椎骨质增生 | 通经络强腰骨 |

骨伤科疾病

　　腰椎骨质增生是一种慢性、进展性关节病变，以腰三、腰四最为常见。如压迫坐骨神经可引起坐骨神经炎，出现患肢剧烈麻痛、灼痛、串痛，向整个下肢放射。如果是急性期，病人应避免过度劳累，必要时可适当卧床休息，通过休息来减少受累关节的机械性刺激。

手部反射区

特效反射区包括腰椎反射区、尾骨反射区、肾反射区。另外，再加上肾上腺反射区（见181页）效果更佳。

1 第一步按这里 ▼ 腰椎反射区	**2** 第二步按这里 ▼ 尾骨反射区	**3** 第三步按这里 ▼ 肾反射区
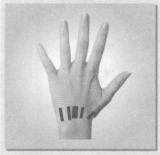	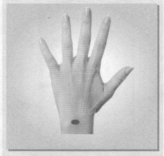	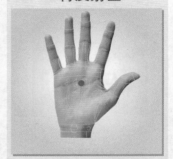
位于双手背侧，各掌骨近端，约占整个掌骨体的2/5。	位于双手背侧，腕背横纹区域。	位于双手的中央区域，第三掌骨中点，相当于劳宫穴的位置。
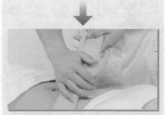	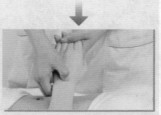	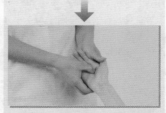
采用擦法推擦腰椎反射区1~2分钟，以局部酸痛为宜。	采用掐法掐按尾骨反射区1~2分钟，以局部酸痛为宜。	采用掐法掐按肾反射区1~2分钟，以局部酸痛为宜。

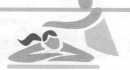

骨伤科疾病

治疗腰椎骨质增生的反射区解析

　　腰椎反射区可强筋健骨、益肾助阳；尾骨反射区可祛风舒筋；肾反射区可补肾强腰、通利二便；腰骶椎反射区可补肾强腰、理气止痛；坐骨神经反射区可舒筋、活血、止痛；皮质下反射区可通经活络；髋关节反射区可通经止痛。配伍治病，疗效更佳。

耳部反射区

特效反射区包括腰骶椎反射区、坐骨神经反射区，皮质下反射区。

1 第一步按这里 ▼ 腰骶椎反射区	2 第二步按这里 ▼ 坐骨神经反射区	3 第三步按这里 ▼ 皮质下反射区
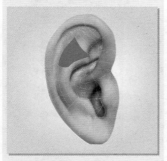	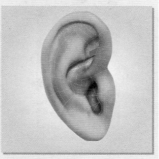	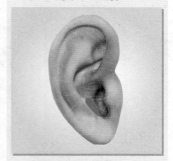
位于腹区后方，即对耳轮9区。	位于对耳轮下脚的前2/3处，即对耳轮6区。	位于对耳屏内侧面，即对耳屏4区。
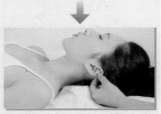	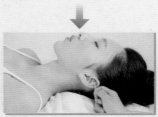	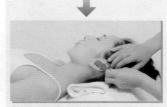
采用切按法切压腰骶椎反射区1～2分钟，以按摩部位发红或有酸胀感为宜。	采用切按法切压坐骨神经反射区1～2分钟，以按摩部位发红或有酸胀感为宜。	采用刮拭法刮拭皮质下反射区1～2分钟，以按摩部位发红或有酸胀感为宜。

骨伤科疾病

对症食疗方

荔枝生姜汤

材料：荔枝10个（去核），生姜50克，红糖适量

制作：①将荔枝、生姜洗净，备用。②将洗净后的荔枝、生姜与红糖放入适量水中，煮汤服用。

功效：二者配伍可促进血液循环，产生能量，缓解腰酸不适。

足部反射区

特效反射区包括肾反射区、髋关节反射区、坐骨神经反射区。

1 第一步按这里

肾反射区

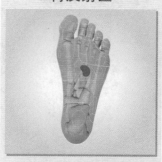

位于双足足底部，第二跖骨与第三跖骨体之间，近跖骨底处，蜷足时中央凹陷处。

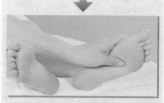

采用拇指指腹推压法按压肾反射区2～5分钟，以局部酸痛为宜。

2 第二步按这里

髋关节反射区

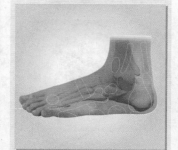

位于双足内踝下缘及外踝下缘，呈弧形区域。

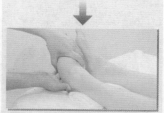

采用拇指指腹按压法按压髋关节反射区2～5分钟，以局部酸痛为宜。

3 第三步按这里

坐骨神经反射区

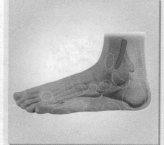

位于双腿外踝前缘沿腓骨前侧上至腓骨小头处。

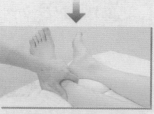

采用拇指指腹按压法按压坐骨神经反射区2～5分钟，以局部酸痛为宜。

骨伤科疾病

膝关节痛 |消炎止痛有良方|

　　膝关节疼痛是指由各种原因引起的膝关节部位疼痛的一种疾病。膝关节发生病变，膝关节受寒冷刺激，运动不当造成扭伤，走路习惯不良等，都会引起膝关节疼痛。患者膝关节一般会出现钝痛，并伴有沉重感、酸胀感、淤滞感、活动不适等。

手部反射区

特效反射区包括膝关节反射区、肾反射区、腰椎反射区。

1 第一步按这里 ▼ 膝关节反射区	2 第二步按这里 ▼ 肾反射区	3 第三步按这里 ▼ 腰椎反射区
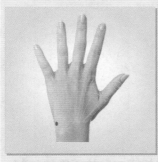	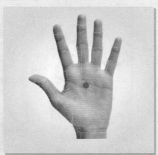	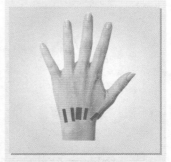
位于第五掌骨近端尺侧缘与腕骨所形成的凹陷处。手背部为膝前部，赤白肉际处为膝两侧部。	位于双手的中央区域，第三掌骨中点，相当于劳宫穴的位置。	位于双手背侧，各掌骨近端，约占整个掌骨体的2/5。
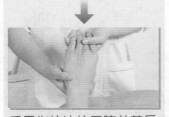	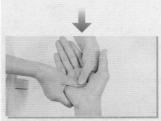	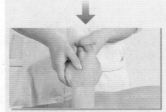
采用指按法按压膝关节反射区1～2分钟，以局部酸痛为宜。	采用指按法按压肾反射区1～2分钟，以局部酸痛为宜。	采用指按法按压腰椎反射区1～2分钟，以局部酸痛为宜。

骨伤科疾病

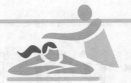

治疗膝关节痛的反射区解析

　　膝关节反射区可清利湿热、通调下焦；肾反射区可通经活络；腰椎反射区可强筋健骨、益肾助阳；腰骶椎反射区可补肾强腰、理气止痛；坐骨神经反射区可舒筋、活血、止痛；外尾骨反射区、神门反射区可祛风舒筋活络。配伍治病，疗效更佳。

耳部反射区

特效反射区包括神门反射区、腰骶椎反射区、坐骨神经反射区。

1 第一步按这里	**2** 第二步按这里	**3** 第三步按这里
▼	▼	▼
神门反射区	腰骶椎反射区	坐骨神经反射区
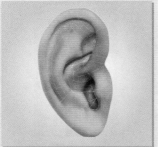	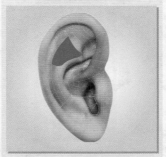	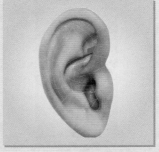
位于三角窝后1/3的上部，即三角窝4区。	位于腹区后方，即对耳轮9区。	位于对耳轮下脚的前2/3处，即对耳轮6区。
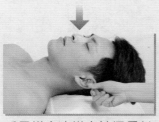	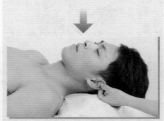	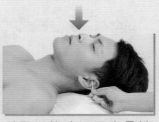
采用搓摩法搓摩神门反射区1～2分钟，以按摩部位发红或有酸胀感为宜。	采用切按法切压腰骶椎反射区1～2分钟，以按摩部位发红或有酸胀感为宜。	采用切按法切压坐骨神经反射区1～2分钟，以按摩部位发红或有酸胀感为宜。

对症食疗方

红枣花生焖猪蹄

材料：猪蹄1个，花生50克，红枣8枚

制作：①把花生和红枣洗净，猪蹄洗净备用；将猪蹄剁成小块，放入开水中焯烫4分钟后捞出。②将焯烫好的猪蹄块和红枣、花生放入电饭锅里，再加入姜片等调料，让猪脚焖40分钟。

功效：养胃调经、益气固脱。

足部反射区

特效反射区包括膝关节反射区、坐骨神经反射区、外尾骨反射区。

1 第一步按这里 ▼ 膝关节反射区	2 第二步按这里 ▼ 坐骨神经反射区	3 第三步按这里 ▼ 外尾骨反射区

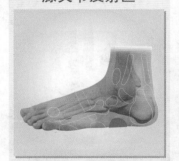

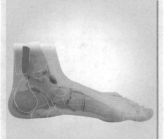

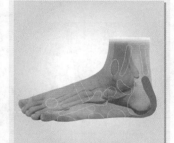

位于双足外侧骰骨与跟骨前缘所形成的凹陷处。

位于双腿内踝关节后上方起，沿胫骨后缘上行至胫骨内侧下。

位于双足外侧，沿跟骨结节向后方外侧的一带状区域。

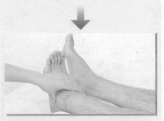

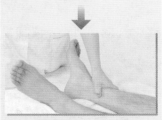

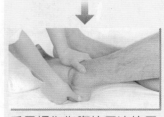

采用拇指指腹按压法按压膝关节反射区2~5分钟，以局部酸痛为宜。

采用拇指指腹按压法按压坐骨神经反射区2~5分钟，以局部酸痛为宜。

采用拇指指腹按压法按压外尾骨反射区2~5分钟，以局部酸痛为宜。

其他疾病

晕车 |减轻晕动疲乏少|

晕车学名为晕动病，是指汽车、轮船或飞机运动时所产生的颠簸、摇摆或旋转等任何形式的加速运动，刺激人体的前庭神经而发生的疾病。患者初时会感觉上腹不适，继有恶心、面色苍白、出冷汗，旋即有眩晕、精神抑郁、唾液分泌增多和呕吐症状。

手部反射区

特效反射区包括内耳迷路反射区，小脑、脑干反射区，大脑反射区。另外，再加上眼反射区（见181页），垂体反射区（见172页）效果更佳。

1 第一步按这里	2 第二步按这里	3 第三步按这里
▼ 内耳迷路反射区	▼ 小脑、脑干反射区	▼ 大脑反射区

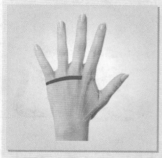	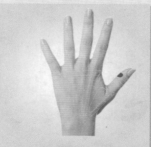	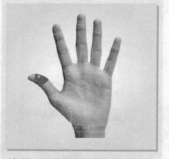
位于双手背侧，第三、第四、第五掌指关节之间，第三、第四、第五指根部接合部。	位于双手掌面，拇指指腹尺侧面，即拇指末节指骨近心端1/2尺侧缘。	位于双手掌面拇指指腹全部。
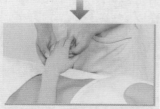	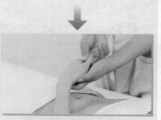	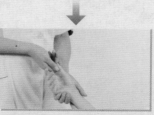
采用指按法按压内耳迷路反射区1～2分钟，以局部酸痛为宜。	采用指揉法揉按小脑、脑干反射区1～2分钟，以局部酸痛为宜。	采用指揉法按揉大脑反射区1～2分钟，以局部酸痛为宜。

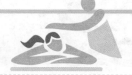

治疗晕车的反射区解析

　　内耳迷路反射区可清热祛火；小脑、脑干反射区可安神定志；大脑反射区可调节机体各脏腑协调功能；内耳反射区可醒脑聪耳；内分泌反射区可调节经气；枕反射区有清心安神的功效；颈项反射区可醒脑止痛、舒筋活络；腹腔神经丛反射区可健脾回阳。配伍治病，疗效更佳。

耳部反射区

特效反射区包括内耳反射区、内分泌反射区、枕反射区。另外，再加上交感反射区（见170页）效果更佳。

1 第一步按这里 ▼ 内耳反射区	**2** 第二步按这里 ▼ 内分泌反射区	**3** 第三步按这里 ▼ 枕反射区
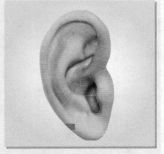	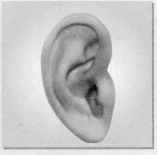	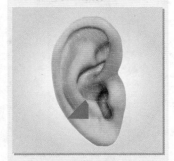
位于耳垂正面后中部，即耳垂6区。	位于屏间切迹内，耳甲腔的底部，即耳甲18区。	位于对耳屏外侧面的后部，即对耳屏3区。
↓	↓	↓
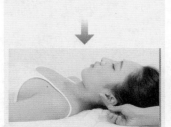	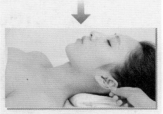	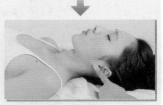
采用切按法切压内耳反射区1～2分钟，以按摩部位发红或有酸胀感为宜。	采用切按法切压内分泌反射区1～2分钟，以按摩部位发红或有酸胀感为宜。	采用搓摩法搓摩枕反射区1～2分钟，以按摩部位发红或有酸胀感为宜。

其他疾病

其他疾病

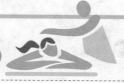

对症食疗方

枸杞牛肝汤

材料：枸杞子15克，牛肝100克，盐适量，生姜2片

制作：①牛肝洗净，切片，用开水氽烫。②置锅于火上，下入牛肝片、生姜片，煮沸。③将枸杞子洗净放入锅内，煮至牛肝熟透，调味即可。

功效：滋阴潜阳，止晕止眩。

足部反射区

特效反射区包括内耳迷路反射区、颈项反射区、腹腔神经丛反射区。另外，再加上额窦反射区（见189页）效果更佳。

1 第一步按这里 ▼

内耳迷路反射区

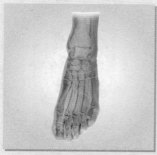

位于双足足背第四跖骨和第五跖骨骨缝的前端，止于第四、五跖趾关节。

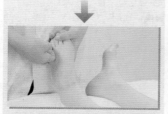

采用单食指扣拳法顶压内耳迷路反射区2～5分钟，以局部酸痛为宜。

2 第二步按这里 ▼

颈项反射区

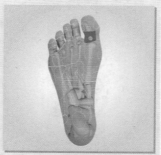

位于双足拇趾根部横纹处。

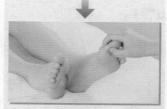

采用掐法掐按颈项反射区2～5分钟，以局部酸痛为宜。

3 第三步按这里 ▼

腹腔神经丛反射区

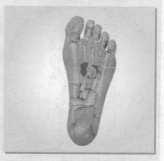

位于双足足底第二至四跖骨体处，分布于肾反射区周围的椭圆区域。

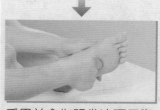

采用单食指叩拳法顶压腹腔神经丛反射区2～5分钟，以局部酸痛为宜。

糖尿病 ｜调节代谢稳血糖｜

其他疾病

　　糖尿病是由于血中胰岛素相对不足，导致血糖过高，出现糖尿，进而引起脂肪和蛋白质代谢紊乱的内分泌代谢性疾病。临床上可出现多尿、烦渴、多饮、多食、消瘦等表现，持续高血糖与长期代谢紊乱等症状可导致眼、肾及神经系统的损害及其功能障碍或衰竭。

手部反射区

特效反射区包括胃脾大肠区反射区、胰腺反射区、脾反射区。另外，再加上肾反射区（见139页）、输尿管反射区（见023页）效果更佳。

1 第一步按这里 ▼	**2** 第二步按这里 ▼	**3** 第三步按这里 ▼
胃脾大肠区反射区	胰腺反射区	脾反射区
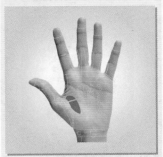	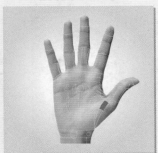	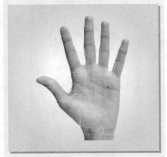
位于手掌面，第一、第二掌骨之间的椭圆形区域。	位于双手胃反射区与十二指肠反射区之间，第一掌骨体中部的区域。	位于左手掌面第四、第五掌骨间（中段远端），横膈膜反射区与横结肠反射区之间。
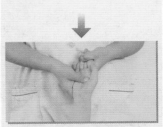	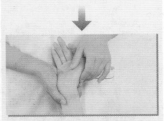	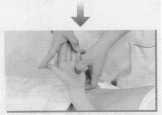
采用指揉法按揉胃脾大肠区反射区1～2分钟，以局部酸痛为宜。	采用指揉法按揉胰腺反射区1～2分钟，以局部酸痛为宜。	采用掐法掐按脾反射区1～2分钟，以局部酸痛为宜。

其他疾病

治疗糖尿病的反射区解析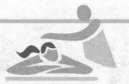

　　胃脾大肠区反射区可健脾利湿、散寒止痛；胰腺反射区可生发胃气、燥化脾湿；脾反射区可助阳健脾、通调肠气；肾上腺反射区可祛风消炎；交感反射区可和胃止痛；内分泌反射区可改善内分泌失衡；胃反射区可理气和胃、通经活络；肾反射区可清热利湿、温经通脉。配伍治病，疗效更佳。

耳部反射区

特效反射区包括肾上腺反射区、交感反射区、内分泌反射区。另外，再加上肝反射区（见176页）效果更佳。

1 第一步按这里	**2** 第二步按这里	**3** 第三步按这里
肾上腺反射区	**交感反射区**	**内分泌反射区**
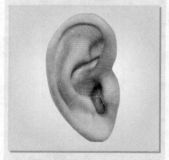	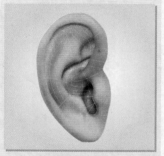	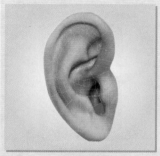
位于耳屏游离缘下部尖端，即耳屏2区后缘处。	位于对耳轮下脚前端与耳轮内缘交界处，即对耳轮6区前端。	位于屏间切迹内，耳甲腔的底部，即耳甲18区。
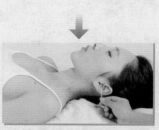	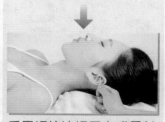	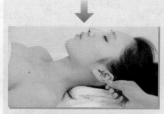
采用切按法切压肾上腺反射区1～2分钟，以按摩部位发红或有酸胀感为宜。	采用切按法切压交感反射区1～2分钟，以按摩部位发红或有酸胀感为宜。	采用切按法切压内分泌反射区1～2分钟，以按摩部位发红或有酸胀感为宜。

其他疾病

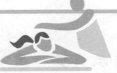

对症食疗方

天花粉冬瓜茶

材料：天花粉25克，冬瓜皮100克

制作：①将冬瓜皮洗净，和天花粉一同放入砂锅中，加水1000毫升，煎沸15分钟。②去渣取汁倒入茶杯，代茶饮用。

功效：天花粉可润肺清胃、生津止渴；冬瓜皮清热利湿、利水消肿。可用于糖尿病人的日常调养。

足部反射区

特效反射区包括胃反射区、胰腺反射区、肾反射区。另外，再加上十二指肠反射区（见087页）效果更佳。

1 第一步按这里	**2** 第二步按这里	**3** 第三步按这里
▼	▼	▼
胃反射区	胰腺反射区	肾反射区

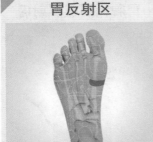

位于双足足底第一跖骨中部，甲状腺反射区下约一横指宽。

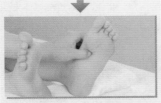

采用掐法掐按胃反射区2~5分钟，以局部酸痛为宜。

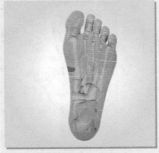

位于双足足底第一跖骨体中下段胃反射区与十二指肠反射区之间靠内侧。

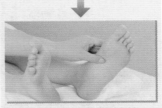

采用拇指指腹按压法按压胰腺反射区2~5分钟，以局部酸痛为宜。

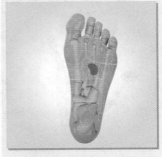

位于双足足底部，第二跖骨与第三跖骨体之间，近跖骨底处，蜷足时中央凹陷处。

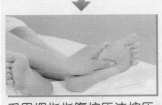

采用拇指指腹按压法按压肾反射区2~5分钟，以局部酸痛为宜。

其他疾病

肥胖症 |瘦身降脂身体好|

肥胖是指一定程度的明显超重与脂肪层过厚，是体内脂肪尤其是甘油三酯积聚过多而导致的一种状态。肥胖严重者容易引起血压高、心血管病、睡眠呼吸暂停等一系列的问题。本症状是由于食物摄入过多或机体代谢改变而导致体内脂肪积聚过多，造成了体重过度增长。

手部反射区

特效反射区包括大脑反射区、垂体反射区、胃脾大肠区反射区。另外，再加上脾反射区（见169页）、输尿管反射区（见023页）效果更佳。

1 第一步按这里 ▼ 大脑反射区	**2** 第二步按这里 ▼ 垂体反射区	**3** 第三步按这里 ▼ 胃脾大肠区反射区
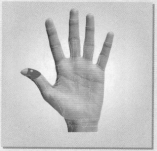		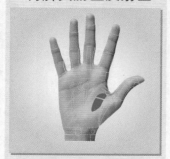
位于双手掌面拇指指腹全部。	位于双手拇指指腹中央，大脑反射区深处。	位于手掌面，第一、第二掌骨之间的椭圆形区域。
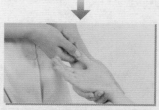	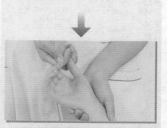	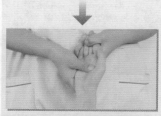
采用揪法揪大脑反射区1~2分钟，以局部酸痛为宜。	采用揪法揪垂体反射区1~2分钟，以局部酸痛为宜。	采用指揉法按揉胃脾大肠区反射区1~2分钟，以局部酸痛为宜。

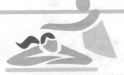

治疗肥胖症的反射区解析

　　大脑反射区可清热解表、苏厥开窍；垂体反射区可调经统血；胃脾大肠区反射区可健脾利湿、散寒止痛；内分泌反射区可改善内分泌失衡；三焦反射区可调利三焦；脾反射区可健脾化湿、理气解痉；胃反射区可和胃降逆；乙状结肠及直肠反射区可理气和胃、通经活络；肾反射区可通利二便。配伍治病，疗效更佳。

耳部反射区

特效反射区包括内分泌反射区、三焦反射区、脾反射区。另外，再加上胃反射区（见185页）效果更佳。

1 第一步按这里 ▼	2 第二步按这里 ▼	3 第三步按这里 ▼
内分泌反射区	**三焦反射区**	**脾反射区**
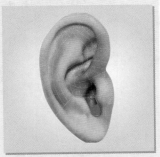	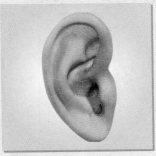	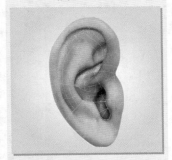
位于屏间切迹内，耳甲腔的底部，即耳甲18区。	位于外耳门后下，肺与内分泌区之间，即耳甲17区。	位于BD线下方，耳甲腔的后上部，即耳甲13区。
↓	↓	↓
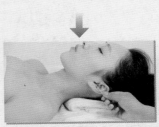	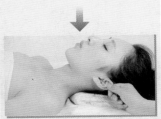	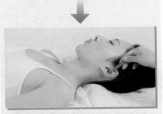
采用切按法切压内分泌反射区1～2分钟，以按摩部位发红或有酸胀感为宜。	采用切按法切压三焦反射区1～2分钟，以按摩部位发红或有酸胀感为宜。	采用搓摩法搓摩脾反射区1～2分钟，以按摩部位发红或有酸胀感为宜。

其他疾病

对症食疗方

黄瓜拌蜇丝

材料：嫩黄瓜500克，蜇皮100克，香菜段、生姜、盐、香油等调料各适量

制作：①将黄瓜洗净，切丝；海蜇皮用温水泡发洗净，切丝入温水中略氽。②将黄瓜丝、海蜇丝、香菜段放入盘中，加入调料，拌匀即可。

功效：降压降脂、美肌健肤。

足部反射区

特效反射区包括胃反射区、乙状结肠及直肠反射区、肾反射区。另外，再加上输尿管反射区（见183页）效果更佳。

1 第一步按这里 ▼ 胃反射区

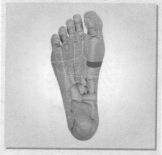

位于双足足底第一跖骨中部，甲状腺反射区下约一横指宽。

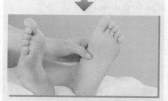

采用拇指指腹推压法推压胃反射区2～5分钟，以局部酸痛为宜。

2 第二步按这里 ▼ 乙状结肠及直肠反射区

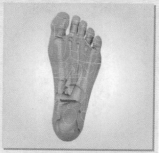

位于左足足底跟骨前缘呈一横带状区。

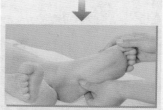

采用拇指指腹推压法推压乙状结肠及直肠反射区2～5分钟，以局部酸痛为宜。

3 第三步按这里 ▼ 肾反射区

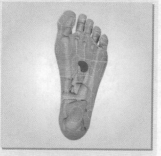

位于双足足底部，第二跖骨与第三跖骨体之间，近跖骨底处，蜷足时中央凹陷处。

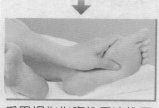

采用拇指指腹推压法推压肾反射区2～5分钟，以局部酸痛为宜。

畏寒症 |舒经通络身体暖|

　　畏寒症又称寒冷过敏或植物性神经失调症，典型症状为手脚凉、腰酸痛、腿怕风、胃容易受寒。另外，还会引起诸如头痛、气喘、血压低、排尿不畅、汗多等问题。畏寒症多由手、脚等末梢血管流经部位血流不畅，末梢神经的排泄物不能充分排出而引起。

手部反射区

特效反射区包括胃脾大肠区反射区、血压区反射区、肝反射区。另外，再加上心脏反射区（见103页）、胆囊反射区（见100页）效果更佳。

1 第一步按这里 ▼	**2** 第二步按这里 ▼	**3** 第三步按这里 ▼
胃脾大肠区反射区	血压区反射区	肝反射区

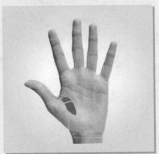	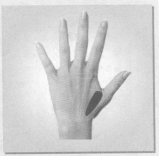	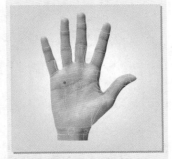
位于手掌面，第一、第二掌骨之间的椭圆形区域。	位于双手手背，由第一掌骨、阳溪穴、第二掌骨所包围的区域，以及食指近节指骨近端1/2的桡侧。	位于右手的掌面，第四、第五掌骨体之间近掌骨头处。
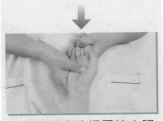	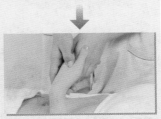	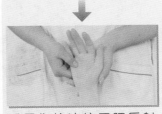
采用指揉法按揉胃脾大肠区反射区1～2分钟，以局部酸痛为宜。	采用指按法按压血压区反射区1～2分钟，以局部酸痛为宜。	采用指按法按压肝反射区1～2分钟，以局部酸痛为宜。

其他疾病

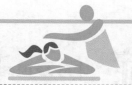

治疗畏寒症的反射区解析

胃脾大肠区反射区可健脾利湿、散寒止痛；血压区反射区可醒神安神、熄风止痉；肝反射区可疏肝利胆、调理经气；肾上腺反射区可祛风消炎；皮质下反射区可清利头目、通经活络；胃反射区可理气和胃、通经活络；胰腺反射区可生发胃气、燥化脾湿；肾反射区可益气补血。配伍治病，疗效更佳。

耳部反射区

特效反射区包括肾上腺反射区、肝反射区、皮质下反射区。另外，再加上交感反射区（见140页）效果更佳。

1 第一步按这里 ▼ 肾上腺反射区	**2** 第二步按这里 ▼ 肝反射区	**3** 第三步按这里 ▼ 皮质下反射区
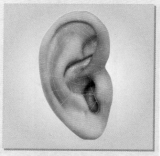	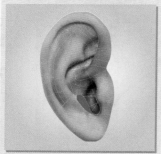	
位于耳屏游离缘下部尖端，即耳屏2区后缘处。	位于耳甲艇的后下部，即耳甲12区。	位于对耳屏内侧面，即对耳屏4区。
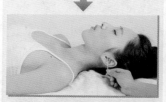	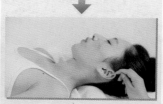	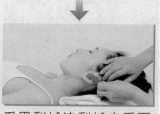
采用切按法切压肾上腺反射区1～2分钟，以按摩部位发红或有酸胀感为宜。	采用切按法切压肝反射区1～2分钟，以按摩部位发红或有酸胀感为宜。	采用刮拭法刮拭皮质下反射区1～2分钟，以按摩部位发红或有酸胀感为宜。

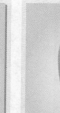
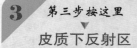

其他疾病

对症食疗方

金沙玉米粥

材料：玉米粒80克，糯米40克，红沙糖40克

制作：①将玉米和糯米洗净，用清水浸泡2个小时。②将玉米和糯米加水适量，用大火煮沸，然后，小火煮至软熟后，加入糖再煮5分钟即可。

功效：补养体气、温补脾胃。

足部反射区

特效反射区包括胃反射区、胰腺反射区、肾反射区。另外，再加上十二指肠反射区（见087页）效果更佳。

1 第一步按这里 ▼ 胃反射区	2 第二步按这里 ▼ 胰腺反射区	3 第三步按这里 ▼ 肾反射区

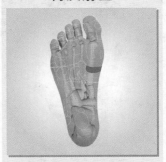

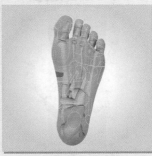

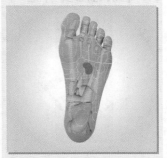

位于双足足底第一跖骨中部，甲状腺反射区下约一横指宽。

位于双足足底第一跖骨体中下段胃反射区与十二指肠反射区之间靠内侧。

位于双足足底部，第二跖骨与第三跖骨体之间，近跖骨底处，蜷足时中央凹陷处。

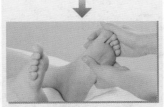

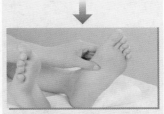

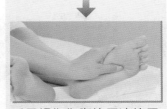

采用拇指指腹按压法按压胃反射区2～5分钟，以局部酸痛为宜。

采用拇指指腹按压法按压胰腺反射区2～5分钟，以局部酸痛为宜。

采用拇指指腹按压法按压肾反射区2～5分钟，以局部酸痛为宜。

其他疾病

甲亢 |疏肝理气调情志|

甲亢，全称为甲状腺功能亢进，是指由甲状腺激素分泌过多引起的一种常见内分泌疾病。甲状腺本身疾病以及身体疾病都能引起人体内甲状腺合成和分泌过多，最终引发甲亢，而遗传、精神因素、食用碘含量过多的食物和药物则是甲亢的主要诱发因素。

手部反射区

特效反射区包括甲状旁腺反射区、甲状腺反射区、大脑反射区。另外，再加上垂体反射区（见172页）、上身淋巴结反射区（见106页）效果更佳。

1 第一步按这里	2 第二步按这里	3 第三步按这里
▼ 甲状旁腺反射区	▼ 甲状腺反射区	▼ 大脑反射区
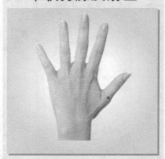	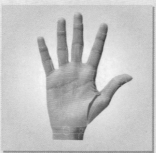	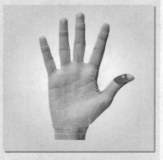
位于双手桡侧第一掌指关节背部凹陷处。	位于双手掌面第一掌骨近心端起至第一、第二掌骨之间，转向拇指方向至虎口边缘连成带状区域。	位于双手掌面拇指指腹全部。
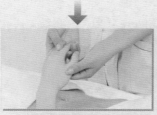	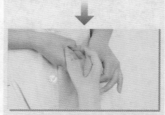	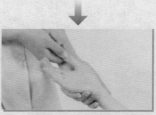
采用指揉法按揉甲状旁腺反射区1～2分钟，以局部酸痛为宜。	采用指揉法按揉甲状腺反射区1～2分钟，以局部酸痛为宜。	采用揪法揪大脑反射区1～2分钟，以局部酸痛为宜。

其他疾病

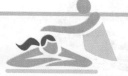

治疗甲亢的反射区解析

　　甲状旁腺反射区可清热熄风、醒神开窍；甲状腺反射区可清心安神、通经活络；大脑反射区可清热解表、苏厥开窍；内分泌反射区可调理经气；皮质下反射区可清头明目、通经活络；脾反射区可健脾化湿、理气解痉；头及颈部淋巴结反射区可化痰消肿、舒筋活络；脑垂体反射区可调经统血。配伍治病，疗效更佳。

耳部反射区

特效反射区包括内分泌反射区、皮质下反射区、脾反射区。另外，再加上肝反射区（见182页）效果更佳。

1 第一步按这里 ▼ 内分泌反射区	2 第二步按这里 ▼ 皮质下反射区	3 第三步按这里 ▼ 脾反射区

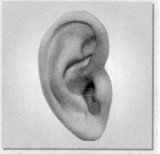

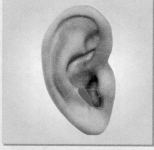

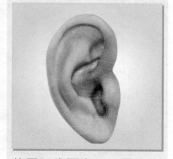

位于屏间切迹内，耳甲腔的底部，即耳甲18区。

位于对耳屏内侧面，即对耳屏4区。

位于BD线下方，耳甲腔的后上部，即耳甲13区。

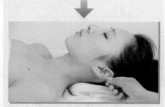

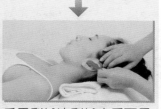

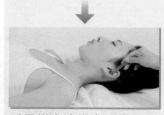

采用切按法切压内分泌反射区1~2分钟，以按摩部位发红或有酸胀感为宜。

采用刮拭法刮拭皮质下反射区1~2分钟，以按摩部位发红或有酸胀感为宜。

采用搓摩法搓摩脾反射区1~2分钟，以按摩部位发红或有酸胀感为宜。

其他疾病

对症食疗方

薏米红薯粥

材料：水发薏米100克，红薯150克，水发大米180克，冰糖适量

制作：①将红薯去皮、洗净、切块。②将红薯、大米、薏米加适量水煮成粥。③待粥成加入冰糖。

功效：碳水化合物含量丰富，能补充能量消耗。

足部反射区

特效反射区包括头及颈部淋巴结反射区、脑垂体反射区、甲状旁腺反射区。另外，再加上甲状腺反射区（见105页）效果更佳。

1 第一步按这里 ▼ 头及颈部淋巴结反射区

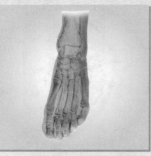

位于双足各趾间的趾骨根部呈"凹"字形，分布于足底、足背两处。

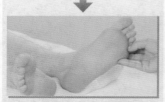

采用掐法掐按头及颈部淋巴结反射区2～5分钟，以局部酸痛为宜。

2 第二步按这里 ▼ 脑垂体反射区

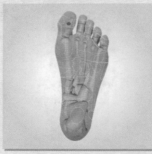

位于双拇趾趾腹中央隆起部位，位于脑反射区深处。

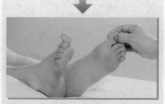

采用掐法掐按脑垂体反射区2～5分钟，以局部酸痛为宜。

3 第三步按这里 ▼ 甲状旁腺反射区

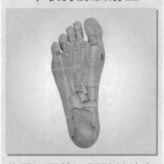

位于双足第一跖趾关节内侧前方的凹陷处。

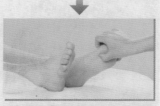

采用掐法掐按甲状旁腺反射区2～5分钟，以局部酸痛为宜。

眼疾 ┃清肝眼自明┃

その他疾病

　　长时间不注意用眼卫生，疏于对眼睛的保护，饮食营养失衡，或者身体患有某些疾病，这些因素都容易引起近视、麦粒肿、青光眼和白内障等眼疾。平时注意营养均衡，每天做一做眼保健操，按摩一下手足耳上相应的反射区，都能改善眼部血液循环，缓解眼部不适。

手部反射区

　　特效反射区包括眼反射区、肝反射区、肾上腺反射区。另外，再加上肾反射区（见139页）效果更佳。

1 第一步按这里 ▽ 眼反射区	**2** 第二步按这里 ▽ 肝反射区	**3** 第三步按这里 ▽ 肾上腺反射区
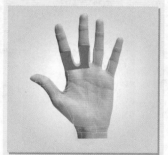	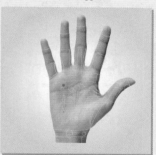	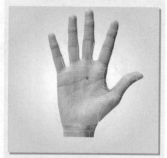
位于双手手掌和手背第二、第三指指根部。	位于右手的掌面，第四、第五掌骨体之间近掌骨头处。	位于双手掌面第二、第三掌骨之间，距离第二、第三掌骨头1.5～2厘米处。
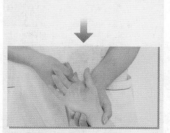	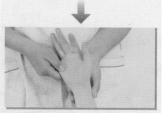	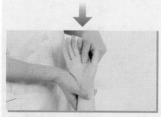
采用指按法按压眼反射区1～2分钟，以局部酸痛为宜。	采用指揉法按揉肝反射区1～2分钟，以局部酸痛为宜。	采用指揉法按揉肾上腺反射区1～2分钟，以局部酸痛为宜。

其他疾病

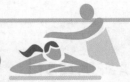

治疗眼疾的反射区解析

　　眼反射区可清头明目、舒筋活络；肝反射区具有养肝明目的功效；肾上腺反射区可祛风消炎；耳背肾反射区可固本培元。配伍治病，疗效更佳。

耳部反射区

特效反射区包括眼反射区、肝反射区、耳背肾反射区。

1 第一步按这里	2 第二步按这里	3 第三步按这里
▼	▼	▼
眼反射区	**肝反射区**	**耳背肾反射区**

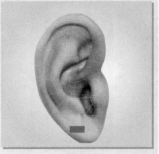

位于耳垂正面中央部，即耳垂5区。

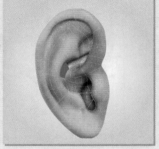

位于耳甲艇的后下部，即耳甲12区。

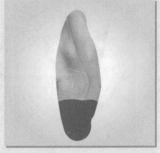

位于耳背下部，即耳背5区。

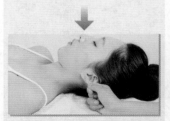

采用切按法切压眼反射区1~2分钟，以按摩部位发红或有酸胀感为宜。

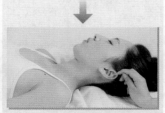

采用切按法切压肝反射区1~2分钟，以按摩部位发红或有酸胀感为宜。

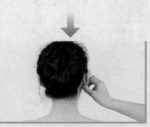

采用捏揉法揉动耳背肾反射区1~2分钟，以按摩部位发红或有酸胀感为宜。

对症食疗方

双花饮

材料：金银花30克，白菊花20克，冰糖适量

制作：①将金银花、白菊花洗净。

②将以上材料放入锅内，加水600毫升，水开再煎煮3分钟。③最后调入冰糖，搅拌溶化即可饮用。

功效：平肝、清肝、明目。

足部反射区

特效反射区包括眼反射区、肝反射区、输尿管反射区。另外，再加上肾上腺反射区（见147页）效果更佳。

1 第一步按这里 ▼ 眼反射区

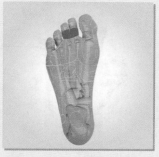

位于双足第二趾和第三趾中部与根部，包括足底和足背两处。

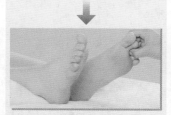

采用掐法掐按眼反射区2～5分钟，以局部酸痛为宜。

2 第二步按这里 ▼ 肝反射区

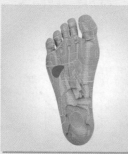

位于右足足底第四跖骨与第五跖骨前段之间，位于肺反射区的后方及足背上与该区域相对应的位置。

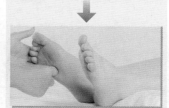

采用单食指叩拳法顶压肝反射区2～5分钟，以局部酸痛为宜。

3 第三步按这里 ▼ 输尿管反射区

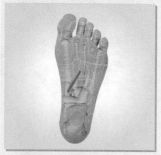

位于双足底自肾脏反射区斜向内后方至足舟状骨内下方，约3.3厘米长，呈弧形带状区域。

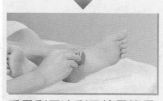

采用刮压法刮压输尿管反射区2～5分钟，以局部酸痛为宜。

其他疾病

其他疾病

牙痛 ｜清热祛火消肿痛｜

牙痛又称齿痛，是一种常见的口腔科疾病。其主要是由牙齿本身、牙周组织及颌骨的疾病等所引起。临床主要表现为牙齿疼痛、牙龈肿胀、牙龈出血等。遇冷、热、酸、甜等刺激，则疼痛加重。中医认为，牙痛是由于外感风邪、胃火炽盛、肾虚火旺、虫蚀等原因所致。

手部反射区

特效反射区包括上、下颌反射区，合谷穴，肺点。

1 第一步按这里 ▼ **上、下颌反射区**	**2** 第二步按这里 ▼ **合谷穴**	**3** 第三步按这里 ▼ **肺点**
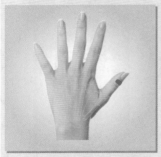	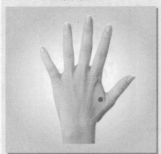	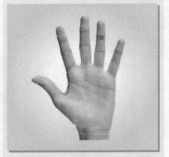
位于双手拇指背侧，拇指指间关节横纹与上下最近皱纹之间的带状区域。	位于手背，第一、二掌骨间，当第二掌骨桡侧的中点处。	位于双手掌面，无名指远侧指间关节横纹中点。
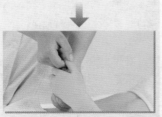	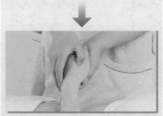	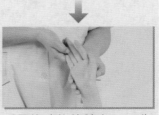
采用指按法按压上、下颌反射区1～2分钟，以局部酸痛为宜。	采用掐法掐按合谷穴1～2分钟，以局部酸痛为宜。	采用掐法掐按肺点1～2分钟，以局部酸痛为宜。

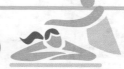

治疗牙痛的反射区解析

上、下颌反射区可利咽消肿；合谷穴可镇静止痛、清热解表；肺点可清热通络；牙反射区可祛风止痛、舒筋活络；胃反射区可和胃降逆；神门反射区可舒筋通络；三叉神经反射区可祛风止痛、舒筋活络。配伍治病，疗效更佳。

耳部反射区

特效反射区包括牙反射区、胃反射区、神门反射区。

1 第一步按这里 ▼ 牙反射区	2 第二步按这里 ▼ 胃反射区	3 第三步按这里 ▼ 神门反射区
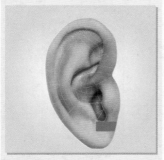	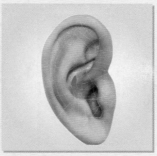	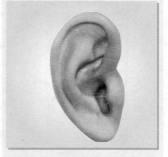
位于耳垂正面前上部，即耳垂1区。	位于耳轮脚消失处，即耳甲4区。	位于三角窝后1/3的上部，即三角窝4区。
↓	↓	↓
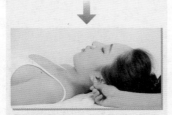	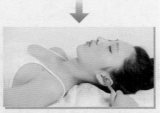	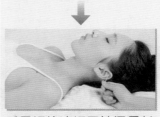
采用切按法切压牙反射区1~2分钟，以按摩部位发红或有酸胀感为宜。	采用搓摩法搓摩胃反射区1~2分钟，以按摩部位发红或有酸胀感为宜。	采用切按法切压神门反射区1~2分钟，以按摩部位发红或有酸胀感为宜。

其他疾病

对症食疗方

竹叶茅根茶

材料：鲜竹叶、白茅根各15克

制作：①鲜竹叶、白茅根洗净备用。②将材料放入锅中，加水750毫升，滚后小火煮20分钟，滤渣即可。

功效：竹叶可以解热、抑菌；白茅根可以凉血止血。二者配伍可以清热解毒，有助于缓解牙痛。

足部反射区

特效反射区包括上颌反射区、下颌反射区、三叉神经反射区。另外，再加上肝反射区（见183页）效果更佳。

1 第一步按这里 ▼ 上颌反射区	2 第二步按这里 ▼ 下颌反射区	3 第三步按这里 ▼ 三叉神经反射区

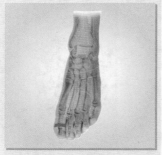

位于双足足背拇趾趾间关节横纹上方的一条横带状区域。

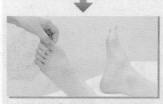

采用掐法掐按上颌反射区2~5分钟，以局部酸痛为宜。

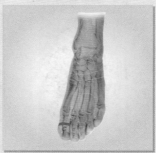

位于双足足背拇趾趾间关节横纹后方一条横带状区域。

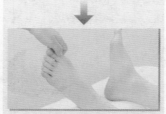

采用掐法掐按下颌反射区2~5分钟，以局部酸痛为宜。

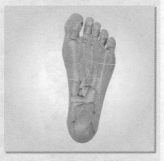

位于双足拇趾近第二趾的外侧，小脑反射区的前方。

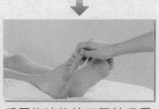

采用掐法掐按三叉神经反射区2~5分钟，以局部酸痛为宜。

慢性鼻炎 | 温肺散寒效果好 |

其他疾病

慢性鼻炎是鼻腔黏膜和黏膜下层的慢性炎症。慢性鼻炎主要病因包括急性鼻炎反复发作或治疗不彻底而演变成慢性鼻炎，邻近的慢性炎症等长期刺激。主要表现为鼻塞、鼻涕多等症状；肥厚性鼻炎可表现为持续性鼻塞，单纯性鼻炎为间歇性鼻塞。

手部反射区

特效反射区包括额窦反射区、鼻反射区、太渊穴。另外，再加上肺点（见184页）效果更佳。

1 第一步按这里 ▼ 额窦反射区	**2** 第二步按这里 ▼ 鼻反射区	**3** 第三步按这里 ▼ 太渊穴
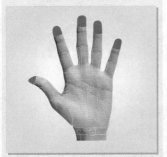	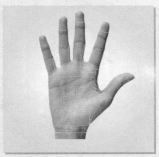	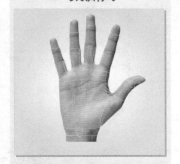
位于双手掌面，十指顶端约1厘米范围内。	位于双手掌面拇指末节指腹桡侧面的中部。	位于腕掌侧横纹桡侧，桡动脉搏动处。
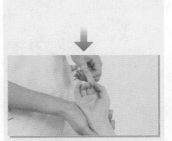	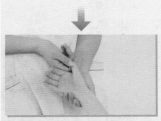	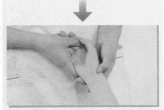
采用指揉法按揉额窦反射区1～2分钟，以局部酸痛为宜。	采用指按法按压鼻反射区1～2分钟，以局部酸痛为宜。	采用掐法掐按太渊穴1～2分钟，以局部酸痛为宜。

其他疾病

治疗慢性鼻炎的反射区解析

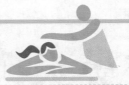

　　额窦反射区可开窍聪耳、泄热活络；鼻反射区具有利鼻通窍的功效；太渊穴可止咳化痰、通调血脉；神门反射区可舒筋通络；肾上腺反射区可祛风消炎；外鼻反射区可开窍通鼻；肺及支气管反射区可散风活络。配伍治病，疗效更佳。

耳部反射区

特效反射区包括神门反射区、肾上腺反射区、外鼻反射区。

1 第一步按这里	**2** 第二步按这里	**3** 第三步按这里
▼ 神门反射区	▼ 肾上腺反射区	▼ 外鼻反射区

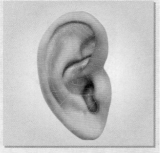

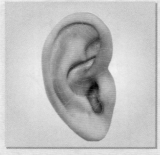

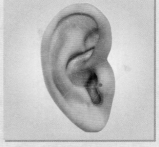

位于三角窝后1/3的上部，即三角窝4区。	位于耳屏游离缘下部尖端，即耳屏2区后缘处。	位于耳屏外侧面中部，即耳屏1、2区之间。

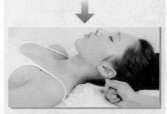

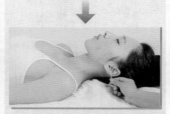

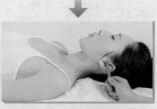

采用切按法切压神门反射区1~2分钟，以按摩部位发红或有酸胀感为宜。	采用切按法切压肾上腺反射区1~2分钟，以按摩部位发红或有酸胀感为宜。	采用搓摩法按揉外鼻反射区1~2分钟，以局部酸痛为宜。

其他疾病

对症食疗方

丝瓜络煲猪瘦肉

材料：丝瓜络300克，瘦猪肉60克

制作：①将丝瓜络洗净，猪瘦肉洗净切块。②将材料一同放锅内，加适量水煮汤，熟后加少许盐调味食用。

功效：猪肉可滋阴润燥、补虚养血；丝瓜络可清热凉血。二者配伍可以清热消炎、解毒通窍。

足部反射区

特效反射区包括鼻反射区、肺及支气管反射区、额窦反射区。另外，再加上肾上腺反射区（见147页）效果更佳。

1 第一步按这里
▼
鼻反射区

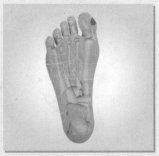

位于双脚拇趾趾腹内侧延伸到拇趾趾甲的根部，第一趾间关节前。

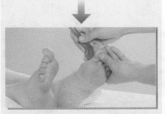

采用刮压法刮压鼻反射区2～5分钟，以局部酸痛为宜。

2 第二步按这里
▼
肺及支气管反射区

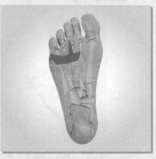

位于双足斜方肌反射区的近心端，自甲状腺反射区向外到肩反射区处约一横指宽的带状区。

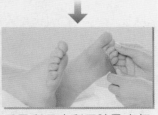

采用刮压法刮压肺及支气管反射区2～5分钟，以局部酸痛为宜。

3 第三步按这里
▼
额窦反射区

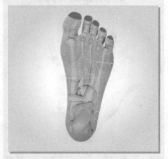

位于十个脚趾的趾端约1厘米范围内。

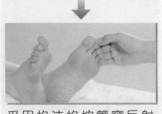

采用掐法掐按额窦反射区2～5分钟，以局部酸痛为宜。

其他疾病

失眠 ｜疏肝解郁睡眠佳｜

失眠是指无法入睡或无法保持睡眠状态，即睡眠失常。失眠虽不属于危重疾病，但影响人们的日常生活。睡眠不足会导致健康不佳，生理节奏被打乱，继之引起人的疲劳感及全身不适、无精打采、反应迟缓、头痛、记忆力减退等症状。

手部反射区

特效反射区包括甲状腺反射区，三叉神经反射区，小脑、脑干反射区。

1 第一步按这里

甲状腺反射区

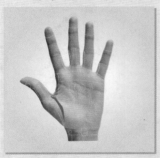

位于双手掌面第一掌骨近心端起至第一、第二掌骨之间，转向拇指方向至虎口边缘连成的带状区域。

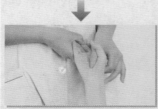

采用指揉法按揉甲状腺反射区1～2分钟，以局部酸痛为宜。

2 第二步按这里

三叉神经反射区

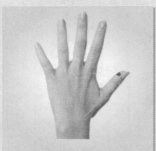

位于双手掌面，拇指指腹尺侧缘远端，即拇指末节指腹远端1/2尺侧缘。

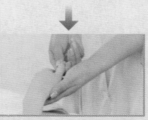

采用指揉法按揉三叉神经反射区1～2分钟，以局部酸痛为宜。

3 第三步按这里

小脑、脑干反射区

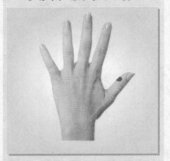

位于双手掌面，拇指指腹尺侧面，即拇指末节指骨近心端1/2尺侧缘。

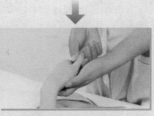

采用指揉法揉按小脑、脑干反射区1～2分钟，以局部酸痛为宜。

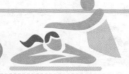

治疗失眠的反射区解析

　　甲状腺反射区可清心安神、通经活络；三叉神经反射区可祛风止痛、舒筋活络；小脑、脑干反射区具有清热散风的功效；神门反射区可舒筋通络；心反射区可调经统血；枕反射区可清心安神；额窦反射区可泄热活络；失眠点反射区具有安神止痛的功效。配伍治病，疗效更佳。

耳部反射区

特效反射区包括神门反射区、心反射区、枕反射区。

1 第一步按这里 ▼ **神门反射区**	**2** 第二步按这里 ▼ **心反射区**	**3** 第三步按这里 ▼ **枕反射区**
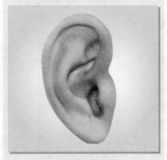	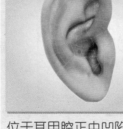	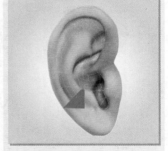
位于三角窝后1/3的上部，即三角窝4区。	位于耳甲腔正中凹陷处，即耳甲15区。	位于对耳屏外侧面的后部，即对耳屏3区。
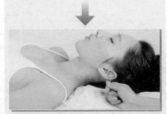	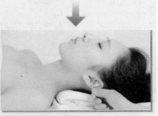	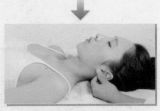
采用切按法切压神门反射区1~2分钟，以按摩部位发红或有酸胀感为宜。	采用切按法切压心反射区1~2分钟，以按摩部位发红或有酸胀感为宜。	采用搓摩法搓摩枕反射区1~2分钟，以按摩部位发红或有酸胀感为宜。

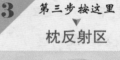

其他疾病

对症食疗方

灵芝银耳茶

材料：灵芝5克，夜交藤8克，银耳10克，冰糖15克

制作：①将灵芝、银耳、夜交藤洗净，银耳泡发浸透。②将材料切片，置于热水瓶中，冲入适量沸水。③加盖闷一夜，次晨加入冰糖后食用。

功效：滋阴润肺、安神助眠。

足部反射区

特效反射区包括额窦反射区、三叉神经反射区、失眠点反射区。另外，再加上心反射区（见057页）效果更佳。

1 第一步按这里 ▼ **额窦反射区**

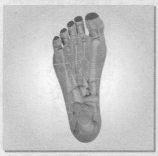

位于十个脚趾的趾端约1厘米范围内。

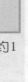

采用掐法掐按额窦反射区2~5分钟，以局部酸痛为宜。

2 第二步按这里 ▼ **三叉神经反射区**

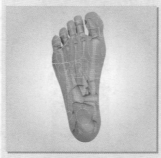

位于双足拇趾近第二趾的外侧，小脑反射区的前方。

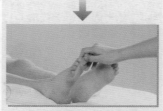

采用掐法掐按三叉神经反射区2~5分钟，以局部酸痛为宜。

3 第三步按这里 ▼ **失眠点反射区**

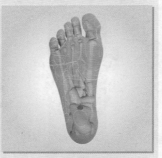

位于双足足底跟骨中央的前方，生殖腺反射区上方。

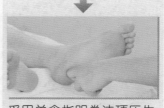

采用单食指叩拳法顶压失眠点反射区2~5分钟，以局部酸痛为宜。